1 脳・神経の解剖と機能

脳の構造　脳脊髄液の循環
脳の血管系　脊髄　脳神経

2 症状とその対処法

意識レベル低下　頭痛
悪心・嘔吐　瞳孔不同　呼吸異常
痙攣　血圧の低下／上昇
尿量の増減　ドレーン排液異常

3 検査と看護のポイント

CT検査　MRI検査
血管造影検査　髄液検査

4 治療と看護のポイント

外科的治療　血管内治療
放射線治療　化学療法　薬物療法

5 疾患と看護のポイント

頭蓋内圧亢進・脳ヘルニア
脳血管障害　脳腫瘍　感染
機能的疾患　頭部外傷　認知症

付　録

略語・英語一覧
エキスパート情報

■監修
落合慈之（NTT東日本関東病院院長）
坂本すが（NTT東日本関東病院シニアアドバイザー・
　　　　東京医療保健大学医療保健学部看護学科長）

■編集
森田明夫（NTT東日本関東病院脳神経外科部長・
　　　　同 脳卒中センター長）
磯田礼子（NTT東日本関東病院看護部看護長）

■執筆者（50音順）
■医師
赤羽敦也（NTT東日本関東病院脳神経外科）
飯島　明（東京大学医学部附属病院脳神経外科）
泉　雅文（NTT東日本関東病院脳神経外科）
市川靖充（NTT東日本関東病院脳卒中センター）
木村俊運（NTT東日本関東病院脳神経外科）
白水一郎（NTT東日本関東病院放射線科）
武田純一（NTT東日本関東病院脳神経外科）
田中　実（東京大学医学部附属病院脳神経外科）
西原哲浩（NTT東日本関東病院脳神経外科）
望月由武人（NTT東日本関東病院脳神経外科）
森田明夫（NTT東日本関東病院脳神経外科・同 脳卒中センター）

■看護師
（NTT東日本関東病院10B病棟）

磯田礼子	稲村富子	小田切哉子
小野寺智子	佐藤みどり	手塚匡子
豊岡宏子	宮前里香	門間美帆子

薬剤の使用に際しては，添付文書を参照のうえ，十分に配慮してご使用下さいますようお願いいたします．

Pocket Navi

脳神経看護
ポケットナビ

中山書店

監修のことば

　脳神経外科はスピードが勝負の科である．それも，ある突出した個人のスピードではなく，治療に当たるチーム全体のスピードである．

　チームが阿吽の呼吸でコトに当たろうとするとき，ましてそこにスピードが要求されるとなれば，自ずとチームには全員で共有する"標準"が必要になる．その時々の最もアップデートな知識と技術に裏打ちされた，決して独り善がりではない"標準"である．

　そのような標準を共有しようという動機から，NTT東日本関東病院脳神経外科で医師と看護師が協働で軽便な看護のナビゲータをつくろうということになった．マニュアルというほどに手順を具体化したものではないが，治療やケアをしていくうえで，お互いここまではコンセンサスを持っていようという主旨である．

　ところが，企画を打ち合わせている段階で中心の一人であった永田和哉部長が病に倒れ，そのまま帰らぬ人となってしまわれた．したがって，本書はその志を継いだ森田明夫部長はもとより，NTT東日本関東病院脳神経外科の全員でその一周忌に贈ろうとする永田先生へのレクイエムでもある．

　ボリュームに似合わず，内容はコンパクトに今日の脳神経外科全般を網羅している．看護師のみならず，医師にとっても自分が得手でない分野については格好のメモ代わりになる．

　さらに本書では，「MEMO」や「ココがポイント」，「これはダメ」など，臨床現場からならではの記述が随所にちりばめられている．これらが知識としてではなく実感として理解できれば，その看護師は脳神経外科エキスパートナースになっているはずである．

2007年1月

落合慈之

序　文

　私たちの病棟は脳神経外科と脳卒中センター，神経内科の3科からなっている．脳神経外科では脳腫瘍などの手術やガンマナイフ目的の予定入院患者が主体なのに対し，脳卒中センターでは脳出血や脳梗塞，くも膜下出血などの救急患者が主体で，高齢者が多いという特徴がある．これに対し，神経内科では神経難病をはじめとして在宅療養に向けての支援を必要とする患者がケアの中心である．

　このようななかで，私たち看護師は患者や家族に一番近い存在として，いくつもの役割を担っている．脳神経系の疾患では，意識障害や四肢・体幹の機能障害を伴うことが多く，患者はセルフケア不足に陥りがちであり，このような患者の日常生活の援助には多大なマンパワーが必要になる．加えて，脳神経系の疾患では，特に発症急性期や術後，微妙な神経徴候やバイタルサイン（特に血圧や呼吸）の変化を見逃すことなくアセスメントし，速やかに対応できる繊細さも必要である．

　一般に看護師は脳神経系に苦手意識があると聞く．それだけに，ケアのために両手は空けておきたいけれども，ちょっとわからないことや何か変だなと思うことがあれば，直ぐに取り出して調べられる小冊子が欲しいというスタッフの声は多かった．その声に押されて医師と看護師の共同で本書はつくられた．ポケットに入るサイズながら脳神経系のポイントを押え，アセスメントに利用しやすいアルゴリズムを多く取り入れているのが特徴である．いつも携帯していただき，本書が日々のケアに活用されることを願っている．また，是非，当院のホームページ（http://www.ntt-east.co.jp/kmc/）にもアクセスしていただきたい．

2007年1月

磯田礼子

CONTENTS

執筆者一覧 …………………………………………………… ii
監修のことば ………………………………………………… iii
序文 …………………………………………………………… iv

1. 脳・神経の解剖と機能
- 脳の構造 …………………………………………………… 2
- 脳脊髄液の循環 …………………………………………… 6
- 脳の血管系 ………………………………………………… 8
- 脊髄 ………………………………………………………… 11
- 脳神経 ……………………………………………………… 16

2. 症状とその対処法
- 意識レベル低下 …………………………………………… 22
- 頭痛 ………………………………………………………… 26
- 悪心・嘔吐 ………………………………………………… 30
- 瞳孔不同 …………………………………………………… 34
- 呼吸異常 …………………………………………………… 36
- 痙攣 ………………………………………………………… 39
- 血圧の低下／上昇 ………………………………………… 42
- 尿量の増減 ………………………………………………… 46
- ドレーン排液異常 ………………………………………… 50

3. 検査と看護のポイント
- CT検査 ……………………………………………………… 60
- MRI検査 …………………………………………………… 65
- 血管造影検査 ……………………………………………… 70

- 髄液検査 ……………………………………………………… 74

4. 治療と看護のポイント

- 外科的治療 ……………………………………………………… 80
  - 穿頭術 ………………………………………………………… 80
  - 開頭術 ………………………………………………………… 81
  - 開頭血腫除去術 ……………………………………………… 82
  - 開頭腫瘍摘出術 ……………………………………………… 83
  - 減圧開頭術 …………………………………………………… 84
  - 髄液ドレナージ（脳室ドレナージ）………………………… 85
  - 開頭脳動脈瘤クリッピング ………………………………… 86
  - 血行再建術（バイパス術）…………………………………… 88
  - 頸動脈内膜剥離術 …………………………………………… 89
  - 三叉神経痛手術／顔面痙攣手術 …………………………… 90
- 血管内治療 ……………………………………………………… 93
  - コイル塞栓術 ………………………………………………… 93
  - ステント拡張術 ……………………………………………… 94
  - 血栓溶解療法 ………………………………………………… 96
- 放射線治療 ……………………………………………………… 99
- 化学療法 ………………………………………………………… 102
- 薬物療法 ………………………………………………………… 106

5. 疾患と看護のポイント

- 頭蓋内圧亢進・脳ヘルニア …………………………………… 118
- 脳血管障害 ……………………………………………………… 122
  - 脳梗塞 ………………………………………………………… 122
  - 脳出血 ………………………………………………………… 126
  - くも膜下出血（脳動脈瘤・脳動静脈奇形）………………… 130

- 脳腫瘍 …………………………………………………………… 134
  - グリオーマ（神経膠腫） ……………………………… 134
  - 髄膜腫 ………………………………………………… 138
  - 下垂体腺腫 …………………………………………… 142
  - 聴神経腫瘍 …………………………………………… 146
  - 転移性脳腫瘍 ………………………………………… 150
- 感染 ……………………………………………………………… 154
  - 髄膜炎 ………………………………………………… 154
  - 脳膿瘍 ………………………………………………… 158
- 機能的疾患 ……………………………………………………… 162
  - 三叉神経痛 …………………………………………… 162
  - 顔面痙攣 ……………………………………………… 166
  - てんかん ……………………………………………… 170
  - パーキンソン病 ……………………………………… 174
- 頭部外傷 ………………………………………………………… 178
  - 急性硬膜外血腫（AEDH） …………………………… 178
  - 急性硬膜下血腫（ASDH）・脳挫傷 ………………… 182
  - 慢性硬膜下血腫（CSDH） …………………………… 186
- 認知症 …………………………………………………………… 190

付 録

略語・英語一覧 ……………………………………………………… 194
エキスパート情報 …………………………………………………… 203

索引 …………………………………………………………………… 204

1 脳・神経の解剖と機能

- 脳の構造
- 脳脊髄液の循環
- 脳の血管系
- 脊髄
- 脳神経

脳の構造

- 中枢神経は，大脳，脳幹，小脳，脊髄からなる．
- 大脳は，大脳半球，基底核，間脳に分けられる．
- 脳幹は，中脳，橋，延髄からできている．

■大脳半球

- 左右の大脳半球の間は，正中で半球間裂によって分けられている．
- 左右の大脳半球は，働きに大きな差があり，言語を担当している側を優位半球とよぶ（ほとんどの人は左脳が優位半球）．
- 大脳半球の表面は，前頭葉，頭頂葉，側頭葉，後頭葉に分けられる（図1）．
- 前頭葉と頭頂葉の境界が中心溝とよばれる脳溝で，その前方には運動野，後方には感覚野が存在する．
- 前頭葉と側頭葉の境界がシルビウス裂である．
- 側頭葉，頭頂葉，後頭葉の境界（頭頂葉頭溝，後頭前切痕）は中心溝やシルビウス裂に比べると，はっきりしない．

《前頭葉》
- 前頭葉の後半部分（中心溝の前方）には運動野・運動前野があり，反対側の運動を司っている．例えば左半球の運動野が障害されると，反対の右側の痙性麻痺が起こる．
- 優位半球の前頭葉には，運動言語野があり，障害されると考えていることを伝えられなくなる．
- 前頭葉には注視中枢があり，脳塞栓などで障害されると共同偏視（眼球が水平に偏位）が起こる．
- 感情，人格，知能，理性も前頭葉（前頭前野）が担っている．

《頭頂葉》
- 中心溝の後方に体性感覚野があり，障害されると位置覚，2点識別覚などが障害される（温痛覚は比較的保たれる）．
- 優位半球の角回が障害されると手指失認，左右失認（左右がわからない），失書（わかっているが字で書けない），失算（計算できない）が生じる．

《側頭葉》
- 側頭葉には視放線という視覚の神経線維が通っており，これ

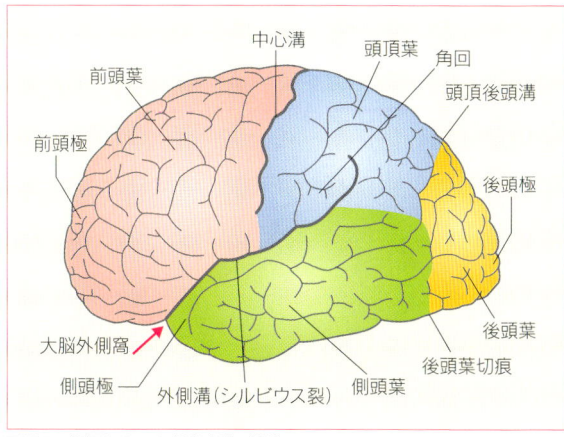

■図1　側面からみた大脳半球の構造

が障害されると視野が欠ける.
- 聴覚を司る領域も側頭葉にある.
- 優位半球の聴覚領野が障害されると,感覚性失語(聞いたことが理解できない)が生じる.
- 側頭葉内側部には海馬があり,記憶・情動に関係している.

《後頭葉》
- 視覚に関係しており,障害されると同名半盲(両側性に同じ方向の視野が欠損する),見たものに関する記憶が脱落する.

■ 基底核

- 大脳半球の深部に存在する尾状核,被殻,淡蒼球などをまとめて基底核とよぶ(**図2**).
- 尾状核,被殻,淡蒼球は錐体外路系に関与しているため,この障害によって運動の調整,制御が困難になる.

■ 脳幹

- 中脳,橋,延髄に分けられる(**図3**).
- 嗅神経,視神経以外の10の神経核が存在する.
- そのほかにもオリーブ核,赤核,黒質などの神経核群が存在する重要な部分である.

- 上行性網様体賦活系があり，意識と関係する．つまり，刺激に反応して覚醒させる働きがある．
- 延髄には呼吸中枢が存在する（小脳扁桃ヘルニアでは延髄が圧迫されて呼吸停止に至る）

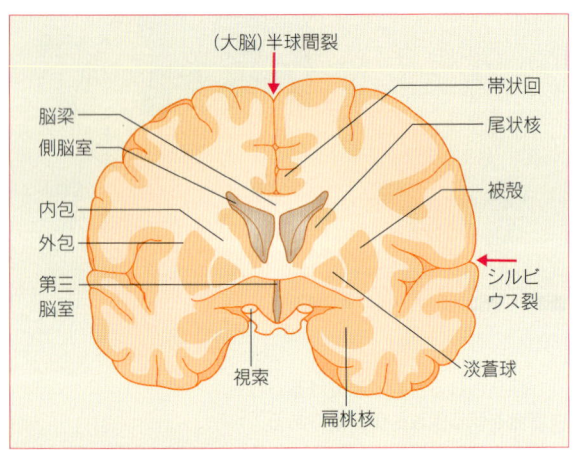

■図2　大脳半球の冠状断面図

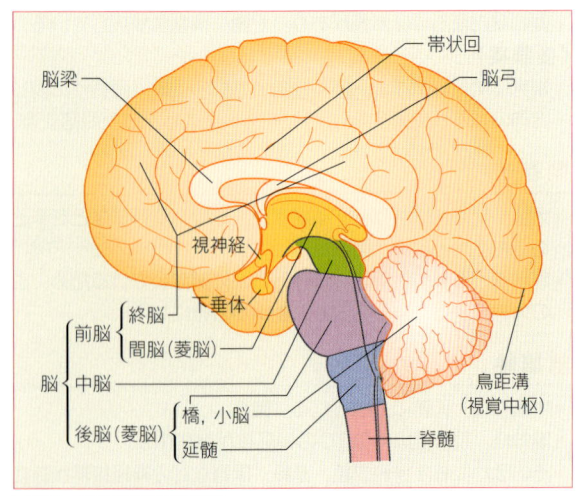

■図3　脳の正中矢状断面図

- 脳幹腹側には錐体路が走っている．
- 脳幹の障害では脳神経症状と対側の片麻痺がみられることが多い．

■ 小脳

- 小脳は橋，延髄の背側にある．
- 小脳は大脳の運動中枢と連携し，筋肉の調節を行うことで，運動を円滑・精密にしている．
- 小脳半球が障害されると同側の上下肢の失調，筋緊張低下，振戦などが出現する．
- 左右の小脳半球の間の部分（虫部）が障害されると，眼振，体幹失調（胴体が安定しない）が現れる．

> **MEMO**
> **脳とコンピュータ**
>
> 　脳はいうなれば自立した非常に高度なコンピュータである．コンピュータと同様に記憶と情報の解析・計算を行い，さらに自立して意思を決定することができる．脳の皮質がコンピュータのメモリにあたり，白質や深部核はチップ（回路）にあたるとすると，記憶のよい人は皮質機能が優れ，頭の回転の早い人は白質や深部核の性能がよいと考えられる．記憶には運動的記憶と記述的記憶（論理的・映像的記憶）の２種類があり，前者は小脳が，後者は大脳が担当している．小脳がダメージを受けると，それまで意識せずに行っていた運動の記憶がなくなり，どのように手を動かすか，どうやって自転車に乗るかなどを忘れる．メモリ（大脳皮質）の機能を失えば，記憶を失うアルツハイマー病などになる．チップ（白質や核）に異常が起これば情報の伝達がおかしくなり，麻痺やパーキンソン病などが生ずる．
>
> 　脳幹の網様体の機能がメモリとチップのスイッチであると考えられ，スイッチが入れば脳は覚醒する．そのうえに意思があるが，これは記憶や古い大脳（大脳辺縁系）が担当する情動，高度な判断力など脳の複合したさまざまな構造が築き上げる作用である．

脳脊髄液の循環

- 脳脊髄液（髄液，リコール）は，頭部から脊椎の硬膜下腔を満たしている．つまり，脳・脊髄は脳脊髄液に浮かんだ状態になっている．
- 脳脊髄液は，両側の側脳室，第三，第四脳室にある脈絡叢でつくられ，第四脳室の出口（ルシュカ孔，マジェンディー孔）からくも膜下腔に出る．
- くも膜下腔に出た後，脳表をめぐり，脊髄くも膜下腔へと流れ，最終的にはくも膜顆粒を介して上矢状洞や頭蓋内板間静脈から吸収される（図1）．
- 脳脊髄液の量は全部で130〜150mLだが，1日あたり400〜500mLの脳脊髄液がつくられていると考えられているので，1日の間でも数回入れ替わっている．
- 脳脊髄液の圧は横臥位で70〜120mmH₂Oである．

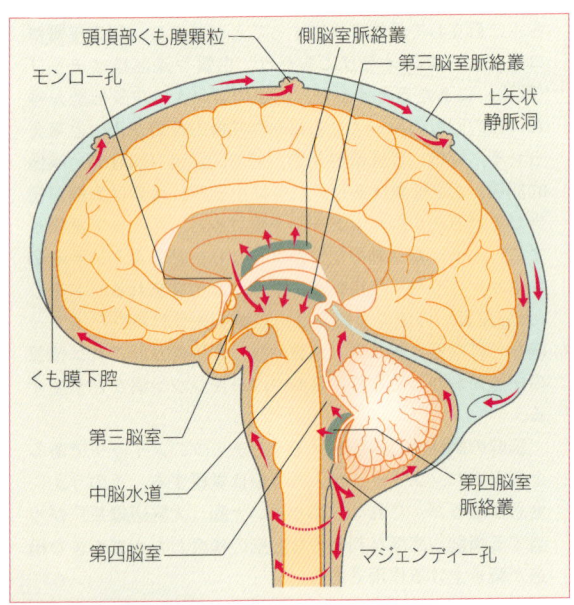

■図1　脳脊髄液の循環

- 髄液を調べる場合，脳室・脳槽ドレーン，あるいは腰椎ドレーンが入っているときには，ドレーンから採取できる．入っていないときには，腰椎穿刺（腰椎の棘突起の間に針を刺して採取する）を行う．
- 脊髄を直接刺さないように，通常は第4第5腰椎（L4, L5）の間を穿刺する（図2）．
- 髄液の通り道には，狭い部分が何か所かあり（例えば，モンロー孔，中脳水道など），腫瘍，炎症，出血などにより，これらの部分で循環障害を生じる．

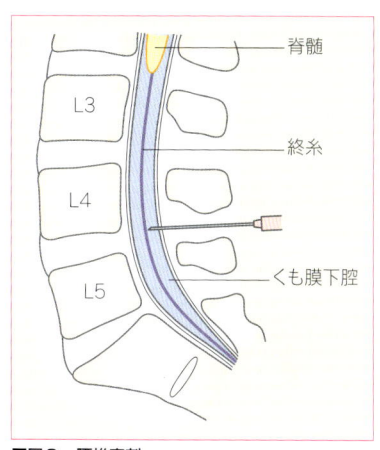

■図2 腰椎穿刺

MEMO
水頭症

　脳脊髄液の循環が障害された状況を一般に水頭症とよぶ．閉塞が脳室系のいずれかの部位に生じた場合は非交通性（閉塞性）水頭症，第四脳室の出口以後の脳槽部位または髄液吸収機構の障害で生じた場合は交通性水頭症とよばれる．前者は脳腫瘍や中脳水道の狭窄などで，後者は髄膜炎やくも膜下出血，正常圧水頭症などの疾患で生ずる．乳児以前では頭蓋骨が癒合しないため，巨大な頭蓋を呈する．それ以後は頭蓋内圧の亢進による意識低下，記憶・歩行障害，尿・便失禁などを来たす．

脳の血管系

- 脳に栄養を送るのは，左右の内頸動脈（ICA）と左右の椎骨動脈（VA）である．
- 左総頸動脈は大動脈から，右総頸動脈は腕頭動脈から，左右の椎骨動脈は鎖骨下動脈から分かれる．
- 総頸動脈（CCA）は下顎角の高さで，脳に栄養を送る内頸動脈と顔面，舌，頭皮などに栄養を送る外頸動脈（ECA）に分かれる[*1]（図1）．
- 内頸動脈は頭蓋骨を貫通して，頭蓋内に入り，眼動脈（眼球を灌流），後交通動脈（Pcom：ピーコム），前脈絡叢動脈（アンチョロ，アンコロとよばれる）が枝分かれする．
- その後，二股に分かれて，内側を灌流する前大脳動脈（ACA）と，外側を灌流する中大脳動脈（MCA）になる（図2）．
- 前大脳動脈や中大脳動脈の心臓に近い部分（近位部）からは基底核に栄養を送る穿通枝が枝分かれしている．
- 中大脳動脈と前大脳動脈は枝分かれを繰り返して脳を灌流するが，一番末梢部分は両方からの血流が乏しくなりやすく，分水嶺[*2]（watershed領域）とよばれる．
- 左右の前大脳動脈の間を橋渡しする血管（前交通動脈：Acom：エーコム）があり，脳動脈瘤の好発部位である．
- 左右の椎骨動脈は鎖骨下動脈から枝分かれした後，頸椎の横突孔のなかを通って脳に向かい，大孔の少し下で硬膜内に入る．
- 硬膜内に入ると，後下小脳動脈[*3]（PICA：ピカ）を分枝した後，左右の椎骨動脈は脳幹の前面で合流して脳底動脈（BA，バジラーとよばれる）になる．
- 脳底動脈は脳幹の前面を上行しながら，前下小脳動脈（AICA：アイカ），上小脳動脈（SCA）を分枝し，先端で左右の後大脳動脈（PCA）に分かれる．
- 脳底動脈からは穿通枝が出ており，脳幹に栄養を送っている．
- 後大脳動脈は，基底核，側頭葉下面，後頭葉を灌流している．

[*1] この分岐部分で内頸動脈の動脈硬化性変化が起こりやすい．
[*2] 心臓により近い部分で高度狭窄が起こると，流れが悪くなって分水嶺に梗塞を起こしやすい．
[*3] 後下小脳動脈は延髄，小脳下部に栄養を送っており，これが詰まるとワレンベルグ症候群を起こす．

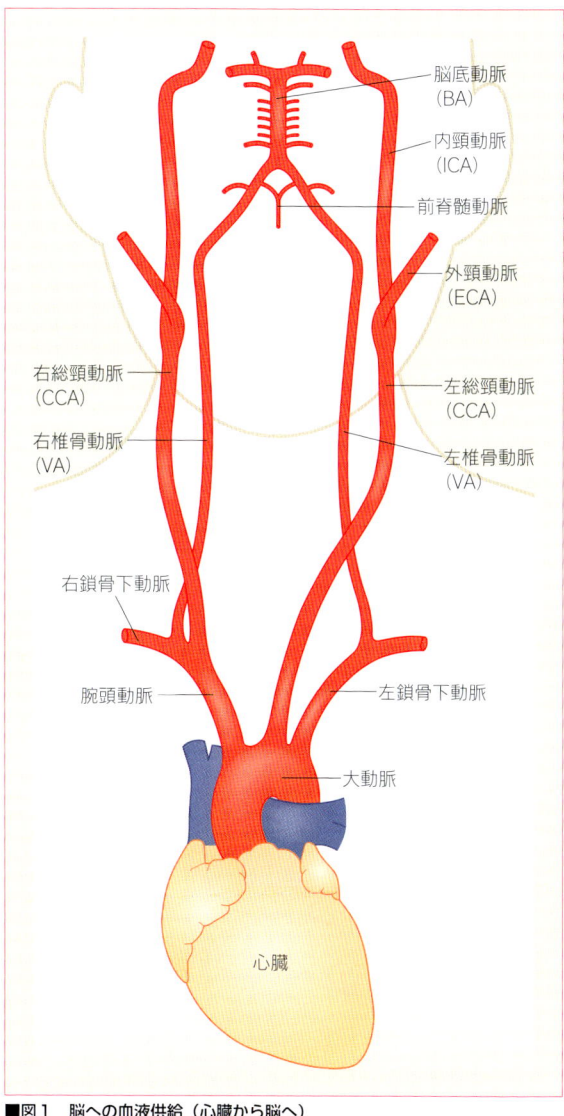

■図1　脳への血液供給（心臓から脳へ）

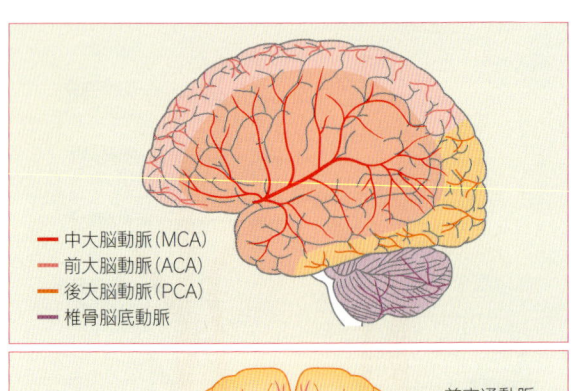

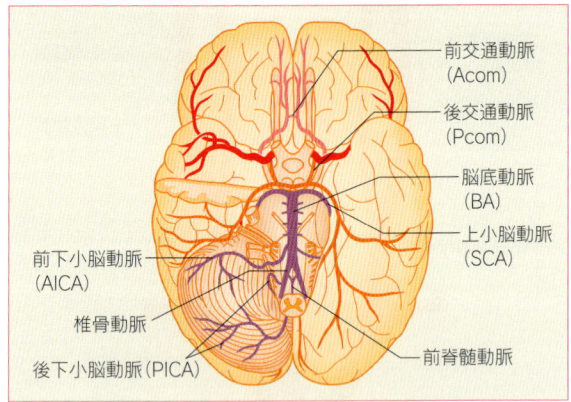

■図2 脳の動脈系 上：脳表の動脈と灌流域，下：脳底からみた動脈

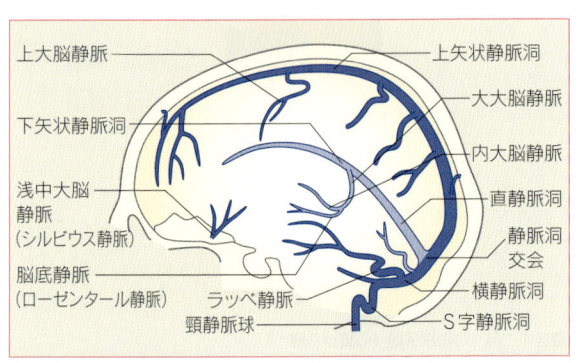

■図3 脳の静脈を横からみたところ（濃青：表面の静脈，うす青：深部の静脈）

脊髄

- 脳と同じように，脊髄は骨（脊椎，つまり背骨）に囲まれて保護されているが，脊椎は運動器としての役割もある．そのため，関節をもっており，椎間板，靱帯，筋肉により運動を支えている．また，これらの構造をもっているために，椎間板ヘルニアや後縦靱帯骨化症などの病気が起こる．
- 脊椎は椎骨が集まってできており，頸椎（7個），胸椎（12個），腰椎（5個），仙椎（5個），尾椎に分けられる．尾椎はヒトでは退化している．
- 椎骨は環椎（頸椎1番＝C1）・軸椎（頸椎2番＝C2）のように特殊な形をしているものもあるが，ほとんどが椎体，椎弓，棘突起，横突起という構造からできている．
- 上下の椎体の間に椎間板がある．
- 頸椎（C1～C6）の横突起には，横突孔という穴が開いており，ここを椎骨動脈が通っている（図1）．

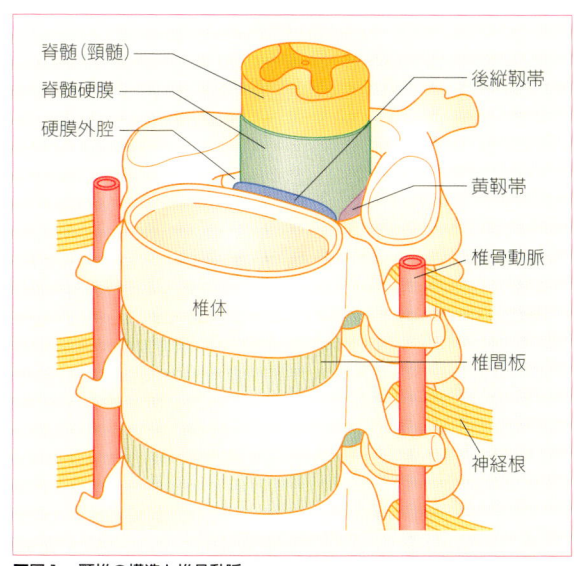

■図1　頸椎の構造と椎骨動脈

■ 脊髄の膜構造

- 脊髄も脳と同じように硬膜，くも膜，軟膜で覆われている．
- しかし，脊髄の硬膜ははっきり２層に分かれており，外側の層は骨（椎骨）の骨膜となっている．この膜と内側の膜の間が，硬膜外腔であり，硬膜外麻酔はこの部分から行う．

■ 脊髄の解剖

《水平断》

- 脳と同じように，神経細胞体が豊富な灰白質と，神経線維とグリアが豊富な白質からなるが，灰白質が内側，白質が外側になっている．
- 灰白質は水平断ではＨ状に広がっており，それぞれの角に機能の局在がある．つまり，前角には運動を司る神経細胞，後角には知覚を司る細胞，側角には交感神経細胞が分布している．

【運動線維】

- 延髄の錐体交叉で左右に交叉した線維は，そのまま脊髄を下って前角に到達し，ここで前角の神経細胞にリレーして（シナプス結合して）命令を伝える．
- 前角細胞からはそのまま同じ側の前根を通って，同じ側の各部位に運動命令が伝わっていく．

【知覚線維[*1]】

- 温度感覚，痛覚（以下，温痛覚）は後根から後角に入り，シナプス結合を繰り返して対側の側索にいたり，これを脳（視床）に向かって上行する．外側脊髄視床路とよばれる経路である．要するに，温度と痛みの感覚は反対側の経路を進む（**図2**）．
- 振動を感じたり，位置を知覚する感覚（深部感覚）や，目を閉じて触っても何かわかる感覚（識別覚）は後根から後角に入るが，こちらは交叉せずに上行する（**図2**）．

[*1] ブラウンセカール症候群という状態では，脊髄の片側半分が障害されるため，①同側の麻痺，②反対側の温痛覚障害，③同側の深部感覚・識別覚障害が起こる．

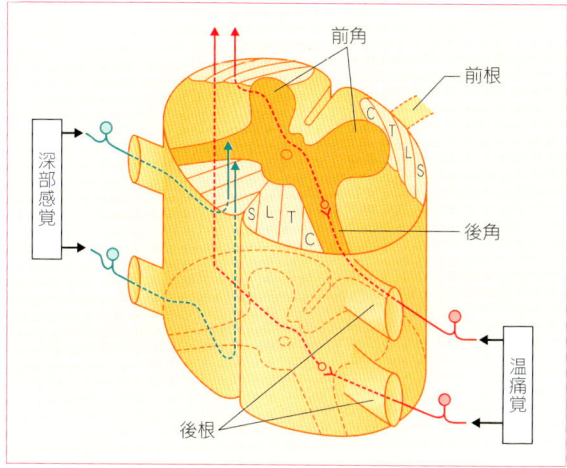

■図2　温痛覚と深部感覚の脊髄内経路

《矢状断》

- 脊髄はしっぽ（尾椎）の先まで詰まっているのではなく、実際には大人では腰椎1番（L1）くらいの高さまでしか到達していない[*2]（**図3**）.
- 子どもはL1よりもう少し下まで脊髄が来ているが、脊髄の伸びる速度よりも骨（身長）が伸びる速度のほうが早いため、脳に引っ張られる脊髄が上のほうまで上がった形になっている.
- 脊髄から出た前根と後根は合流して、上下の椎骨からできる穴（椎間孔）を通って、担当領域に分布する. 神経根は頸髄がC1〜C8[*3]、胸髄からT1〜T12、腰髄からL1〜L5、仙髄からS1〜S5が出ている.
- 神経根によって分布領域が決まっているため、逆に症状から、どの部分に問題があるかがわかる. 例えば、三角筋 C5、上腕二頭筋 C5-6、上腕三頭筋 C7、大腿四頭筋 L4-S1、ハ

[*2] L1の高さまでしかないため、通常腰椎穿刺を行う高さL4-5あたりでは、脊髄に針が刺さる心配はない. しかし、馬尾とよばれる神経根が存在するため、電気が走るような痛みを訴えることはある.

[*3] C1神経は後頭骨とC1の間から出ているので、頸椎の数（7個）より、1対多くなる.

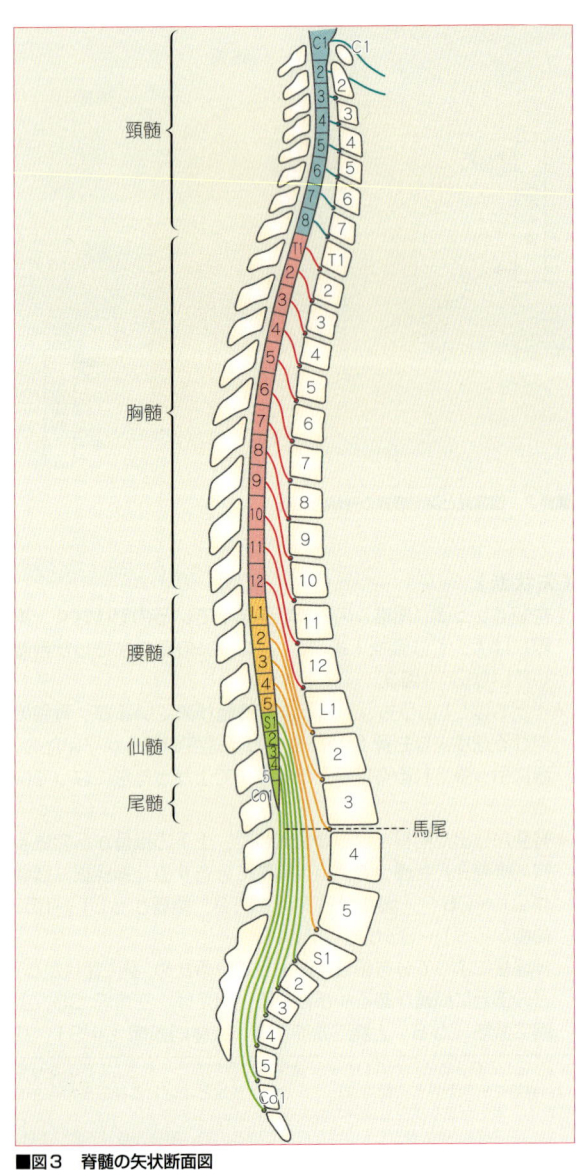

■図3 脊髄の矢状断面図

ムストリングス L5-S1 など．また体表感覚に関しても**図4**のような分布が知られている（個人差あり）．
- 深部腱反射は脊髄に反射弓が存在している．例えば、二頭筋反射 C5-6，三頭筋反射 C6-8，膝蓋腱反射 L2-4，アキレス腱反射 S1-2．

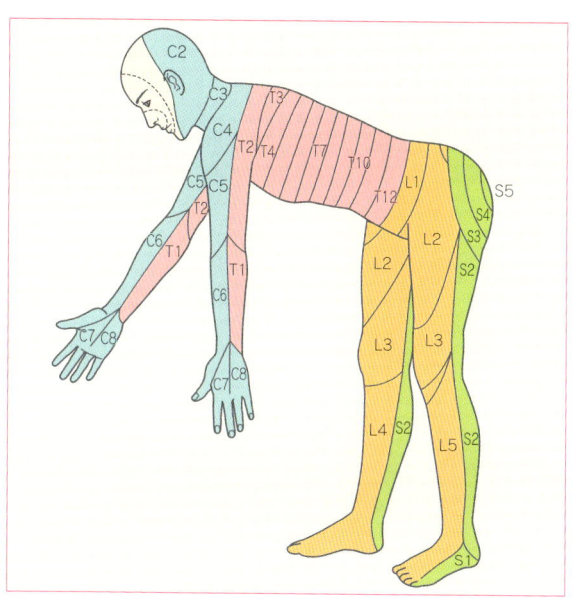

■図4　体表感覚と担当神経節

> **MEMO**
> ### 脊髄や脳幹の構造
>
> 　脊髄や脳幹の構造は胎生期の特徴を維持している．すなわち人間に進化する前の構造を保っている．図4のように霊長類が4本足で移動していた時代のまま，前方から皮膚神経が分布している．脊髄は脳幹同様，神経板を発生起源とする．背側からみたときに脳幹では外側に知覚，内側に運動に関する機能を維持しているが，脊髄では神経板が発生過程で管状に癒合するため，背側（もと外側）が知覚，腹側（もと内側）が運動を司る機能をもつようになる．

脳神経

- 脳から12対の神経が伸びており，嗅覚，視覚，聴覚，味覚，顔面の触覚などの知覚，表情の表出，咀嚼，嚥下などの運動にかかわっている．
- それぞれの神経の働きを知っておくことで，どの部分が主に障害されているかを推測することができる（**図1**）．

《①嗅神経》

- においを知覚する感覚神経．中脳から起こり，前頭葉下面を前方に進み，前頭蓋底の骨に付着する．その部分に，鼻粘膜にあるにおいに対する感覚器からの情報が上がってくる．
- 最初からにおいがわからないという訴えをする患者は少なく，味が変だ，わかりにくいという訴えが多い．
- この線維（感覚神経）は非常に細いため，頭部外傷などで脳

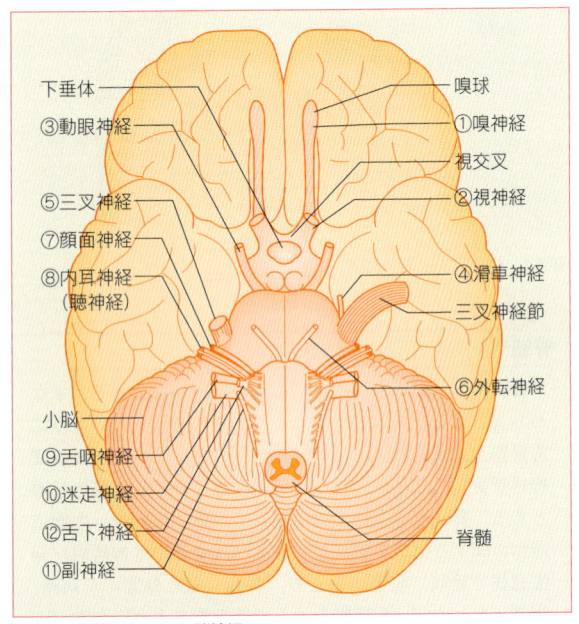

■図1　脳底側からみた脳神経

が衝撃を受けた際に引きちぎれ，嗅覚・味覚の障害が残ることがある．

《②視神経》
- 視力を司る神経である．見たものの情報は，網膜の感覚細胞を刺激するが，その情報が視神経乳頭から後方へ走り，視神経管を通って頭蓋内に入る．その後，左右の視神経は一部クロスして視交叉を形成し，視索を経て，側頭葉内側にある外側膝状体に向かう．
- これらの経路では，それぞれの断面で網膜の位置と対応する部分が決まっている．例えば，下垂体腫瘍によって視交叉が下から圧迫されると，両側の耳側半盲が生じる（**図2**）．

《③動眼神経，④滑車神経，⑥外転神経》
- 主に眼球の運動を担っている．これらの神経は中脳から別々に出発し，脳槽を通った後，海綿静脈洞を経て眼窩へと至る．眼球の動きが，どの方向で障害されているかによって，③④⑥のどの神経が原因になっているかがわかる（**図3**）．
- 動眼神経は，眼球を内転させるほか，眼瞼を引き上げる，瞳孔を収縮させるなどの働きがある．対光反射は，視神経が受けた光の情報に対応して，橋にある動眼神経副核（エディンガー・ウェストファール核）で起こる反射である．
- 脳外科で頻繁に瞳孔を調べるのは瞳孔不同が脳ヘルニアの徴候になるためである．テント切痕ヘルニアが起こると，脳幹と側頭葉の間に存在する動眼神経が圧迫されて，瞳孔を収縮させる機能が障害されるため，対光反射が鈍い，あるいは瞳孔が散大する*．

《⑤三叉神経》
- 三叉神経は，顔面，眼球，鼻腔，口腔の感覚，側頭筋，咬筋などの咀嚼に関する運動を司っている．
- 三叉神経は橋の外側中央から出て，中頭蓋底で神経節をつくった後，3つ（眼神経，上顎神経，下顎神経）に分かれ，それぞれ，上眼窩裂，正円孔，卵円孔を通って頭蓋外に出る．それぞれ，前額部，頬，下顎の感覚を主に支配する．

《⑦顔面神経》
- 顔面の筋肉の運動，つまり表情をつくる筋を支配しているほ

＊ 死亡確認の際に瞳孔をチェックするのは，脳幹（橋）が働いていないことを確認するためである．

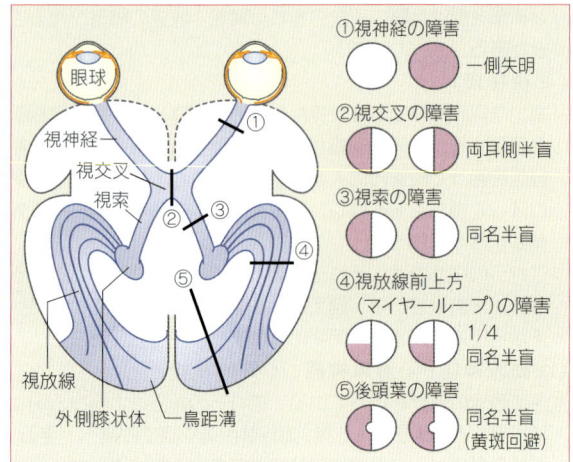

■図2　視覚情報の伝達と視野障害

か，舌の前2/3の味覚や舌下腺，顎下腺，涙腺を支配する副交感型の自律神経線維も含まれる．
- 顔面神経は橋から出て，聴神経とともに内耳道に入る．顔面の筋を動かす成分は茎乳突孔を通って頭蓋外に出て，耳下腺の中を通って枝分かれし，顔面に至る．

《⑧内耳神経（聴神経）》
- 内耳神経は前庭神経と蝸牛神経からなる．
- 前庭神経は内耳の三半規管からの感覚を受けており，前庭機能つまり，身体のバランスをとる役割をしている．
- 蝸牛神経は蝸牛からの聴覚情報を伝える．
- 前庭神経が障害されると，めまいが生じるが，聴神経腫瘍（前庭神経から起こる）のように，ゆっくりと大きくなって障害される場合には代償され，自覚症状が現れることはほとんどない．
- 蝸牛神経が障害されると，聴力低下（難聴，聾），耳鳴が生じる．

《⑨舌咽神経》
- 延髄から出て，頸静脈孔を通って頭蓋外に出る．舌の後ろ1/3の味覚を伝える感覚線維，耳下腺を支配する副交感神経の線維，咽頭などの感覚を伝える感覚線維からなる．口蓋

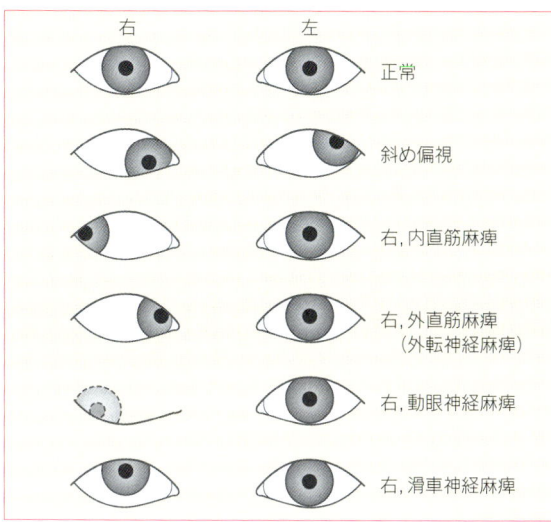

■図3 眼球運動の異常と影響する神経

垂や咽頭が刺激を受けたとき，気管が喉頭蓋によって蓋をされるのは，主に舌咽神経の働きで反射が起こるためであり，これが障害されると嚥下障害の原因となる．

《⑩ 迷走神経》
- 舌咽神経と同様に延髄から出て，頸静脈孔を通って頭蓋外に出る．
- 迷走神経は，気管支，心臓，腹部内臓などに副交感線維を送っているほか，喉頭や咽喉の発声・嚥下にかかわる筋肉への運動線維，喉頭・内臓などからの感覚線維からなる．

《⑪ 副神経》
- 舌咽神経，迷走神経と同様に延髄から出て，頸静脈孔を通って頭蓋外に出る．
- 胸鎖乳突筋，僧帽筋を支配する．

《⑫ 舌下神経》
- 延髄から出て，舌下神経管という後頭蓋窩の穴を通って頭蓋外に出る．
- 舌の運動を司っており，舌下神経が麻痺すると，舌をまっすぐに出させたとき，麻痺側に曲がる．

2 症状とその対処法

- 意識レベル低下
- 頭痛
- 悪心・嘔吐
- 瞳孔不同
- 呼吸異常
- 痙攣
- 血圧の低下／上昇
- 尿量の増減
- ドレーン排液異常

意識レベル低下

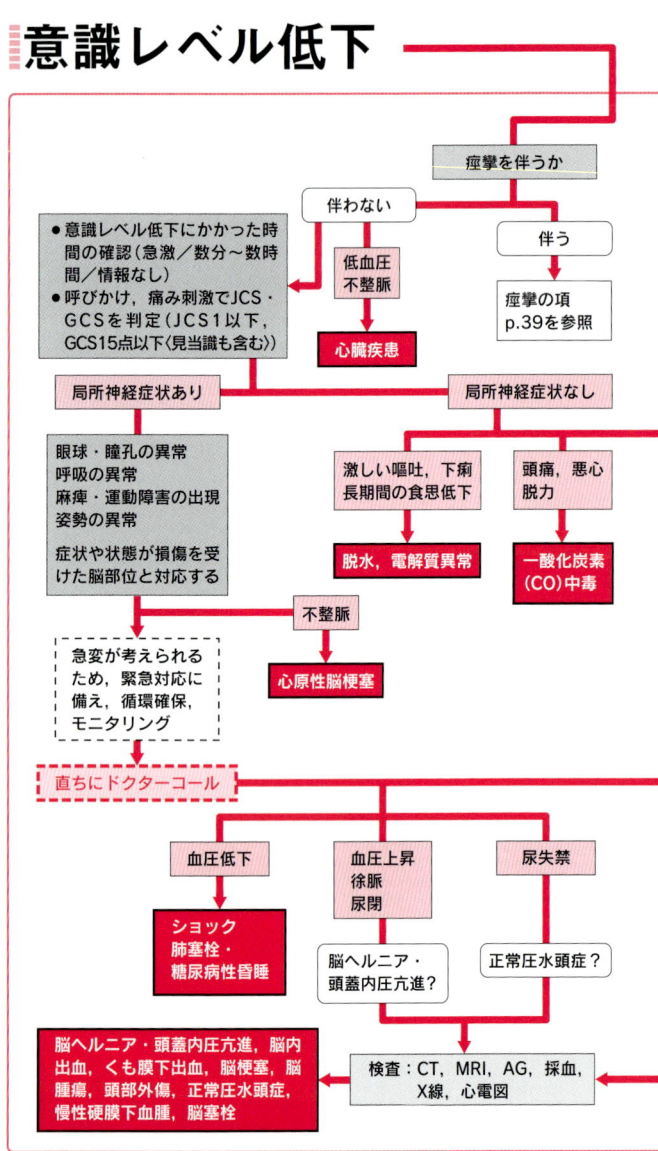

アルゴリズム

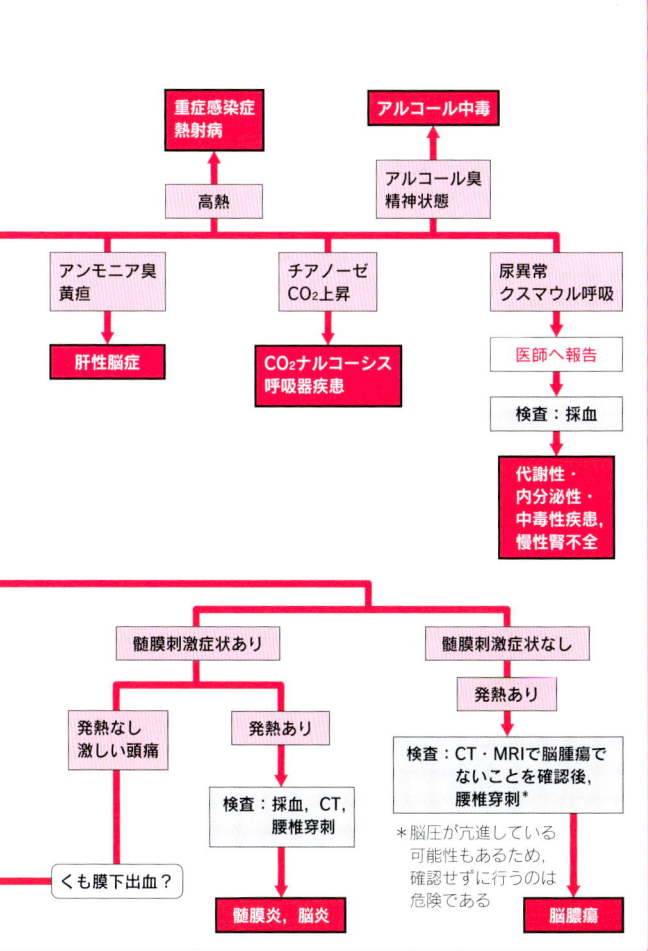

意識レベル低下

意識レベル低下

発生機序
- 脳神経外科領域の意識レベルの低下は，ほとんど視床，視床下部，中脳など脳幹上部の圧迫によって発生する．これらの部位には意識を維持するために必要な上行性網様体賦活系がある．圧迫がさらに進行し，橋や延髄など脳幹下部にまで及ぶと生命が危険にさらされることになる．

判断基準
- 意識障害のレベルは，ジャパン・コーマ・スケール（JCS，表1）とグラスゴー・コーマ・スケール（GCS，表2）を用いて点数化することが推奨されている．

■表1　ジャパン・コーマ・スケール

Ⅰ 覚醒している	1　大体清明だが，いまひとつはっきりしない 2　見当識（時，場所，人）障害がある 3　名前，生年月日が言えない
Ⅱ 刺激で 覚醒する	10　普通の呼びかけで容易に開眼する 20　大きな声または体をゆさぶることにより開眼する 30　痛み刺激を加えつつ呼びかけを繰り返すとかろうじて開眼する
Ⅲ 刺激しても 覚醒しない	100　痛み刺激を払いのける動作をする 200　痛み刺激で手足を少し動かしたり，顔をしかめる 300　痛み刺激にはまったく反応しない

どのレベルに属するかによって点数化する．必要があれば次のものを付け加える．R：不穏，I：尿・便失禁，A：自発性喪失．

■表2　グラスゴー・コーマ・スケール

観察項目	反応	評点
開眼（E）	自発的に開眼する 呼びかけにより開眼する 痛み刺激により開眼する まったく開眼しない	4 3 2 1
最良の言語 反応（V）	見当識はある 混乱した会話 不適切な言葉 理解不能な声 まったくない	5 4 3 2 1
最良の運動 反応（M）	命令に応じる 疼痛部を動かす 逃避する 異常屈曲する 伸展する まったくない	6 5 4 3 2 1

E評点＋V評点＋M評点
＝合計で評価する．

判断基準

- 眼・瞳孔症状，呼吸状態，運動麻痺の出方などを的確に把握する．
- 睡眠中には，健康な人でもJCS10～20くらいになる．瞳孔は睡眠中には収縮しているので，少しでも異常があれば刺激を与えて覚醒するかを確認する．
- 薬剤による睡眠の場合，覚醒させられないことも多く，意識障害と区別できないことを念頭におく．
- JCS 1桁の判定は言葉による反応を観察するため，音声を発生することのできない患者では判定が困難である．うなずきや身振りなど音声以外の方法で判定する．
- 膀胱の機能は前頭葉（排尿反射抑制）と脳幹（排尿反射促進）によって調節されている．前頭葉機能が低下した場合は，尿失禁が起こり，正常圧水頭症の1徴候として特に重要で，直ちにドクターコールをする必要がある．脳幹機能が低下した場合は，意識障害が前面に出る．また尿閉を伴うことがある．

意識レベル低下

対処方法

1. **JCSやGCSを用いて意識障害レベルの判定**
2. **神経症状（眼・瞳孔症状，呼吸状態など）をしっかり把握**
3. **頭蓋内圧亢進の症状には頭部を挙上し，頸部を屈曲させない**
   - 尿閉がみられれば導尿を行う．
4. **緊急性を感じたらドクターコール**
   - 急変に備え，気道・循環確保，血圧・脈拍・心電図モニターの準備をする．
5. **診断は，CTやMRIが主．発熱があれば腰椎穿刺**
   - 穿刺部が出血している場合は腰椎穿刺は行わない．

■**検査などでの移動時に注意すること**
- 患者の頸部，体幹を屈曲させない*．
- 咳をする，鼻をかむなど，患者に力を入れさせない．
- 患者の四肢を体幹から離さない．

＊頸部が屈曲すると頸静脈が圧迫されて血液が頭部から心臓に戻りにくくなり，頭蓋内圧亢進を悪化させる．脊損の可能性がある場合は頸部・体幹の屈曲が決定的な脊髄損傷をきたす．

頭痛

アルゴリズム

痛みの持続時間，痛む部位，どのように痛むかを聴取

- **数分～数時間＝急性頭痛**
  急激にハンマーで殴られたような痛み
- **数日～数週間＝亜急性頭痛**
  頭全体の痛みで頭重感
- **数か月～数年＝慢性頭痛**
  発作的で一側性，両側性，前額部，後頭部に限局した痛み．自然軽快する

急性頭痛の経路

髄膜刺激症状
項部硬直，噴水様嘔吐の有無
↓
意識レベル，バイタルサイン，麻痺症状の観察
↓
直ちにドクターコール

- 発熱あり → 検査：腰椎穿刺，採血 → **急性髄膜炎，感染症**
- 発熱なし → 検査：MRI, CT, AG, 採血 → **くも膜下出血，脳出血**

亜急性頭痛

検査：MRI, CT, AG, 採血 → **慢性硬膜下血腫，過去の頭部外傷**

慢性頭痛

群発頭痛
- 若年男性に多い
- 夜間に発症
- 突発性
- 非拍動性
- 片方の目周囲と同側の頭痛

片頭痛
- 若年女性に多い
- 前兆（閃輝暗点，視力障害，口唇・手の痺れ）の後に生じる
- 拍動性

緊張性頭痛
- 被帽感
- 肩こり

→ **脳腫瘍**

発生機序

- 頭痛は頭蓋内外の痛覚受容器への機械的または化学的刺激によって発生する.
- 脳実質には痛覚受容器がまったくなく，頭痛を感じる受容器は脳実質以外の頭部および後頸部にある.
- 頭痛に関係する神経として，大脳の存在するテント上腔の三叉神経，小脳の存在するテント下の舌咽・迷走神経と上位頸神経があげられる. 脳底部の硬膜や脳底部の主要血管壁上矢状洞に流入する架橋静脈に分布する三叉神経（第1枝）も関与している.
- **脳腫瘍，頭蓋内血腫による頭痛**：主要な脳血管の偏位および頭蓋内圧亢進による硬膜の緊張により発生.
- **くも膜下出血，髄膜炎による頭痛**：脳底部硬膜，脳血管に対する血液や炎症物質の刺激により発生.
- **頭頸部の筋収縮性頭痛**：上位頸神経，三叉神経，舌咽・迷走神経が頸の諸組織に分布しており，関連痛として発生.
- **片頭痛**：原因は脳血管の拡張（図1）. 若年女性に多い.
- **緊張性頭痛**：首や肩のこりとも関連，心因性である場合もある.

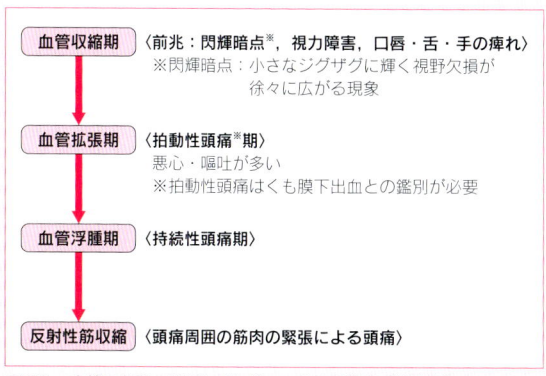

```
血管収縮期   〈前兆：閃輝暗点※，視力障害，口唇・舌・手の痺れ〉
              ※閃輝暗点：小さなジグザグに輝く視野欠損が
                        徐々に広がる現象
   ↓
血管拡張期   〈拍動性頭痛※期〉
              悪心・嘔吐が多い
              ※拍動性頭痛はくも膜下出血との鑑別が必要
   ↓
血管浮腫期   〈持続性頭痛期〉
   ↓
反射性筋収縮 〈頭痛周囲の筋肉の緊張による頭痛〉
```

■図1　血管の収縮・拡張などに伴って生ずる頭痛（片頭痛）

判断基準

- 脳内に器質的病変を有する頭痛を見抜くことが重要. いつから（時期，表1），どこに（部位，表2），どのような痛みか（性質，表3）を明らかにする. そのほか痛みの増強や増強因子の有無，年齢や家族性を確認する. 各疾患に生ずる時間と痛みの関係を図2に示す.

判断基準

■表1　頭痛の持続時間と原因となる疾患

	急性頭痛	亜急性頭痛	慢性頭痛
時間	数分～数時間で進行	数日～数週間で進行	数か月～数年
原因となる疾患	くも膜下出血，脳出血，急性髄膜炎，緑内障発作，頭部外傷，感染症，急性副鼻腔炎	脳腫瘍，慢性硬膜下血腫，脳膿瘍，側頭動脈炎，良性頭蓋内圧亢進症	発作性反復性頭痛：片頭痛，群発頭痛，三叉神経痛，てんかん
			持続性頭痛：緊張性頭痛（筋収縮性頭痛），心因性頸椎症，慢性緑内障，慢性副鼻腔炎

■表2　頭痛の発生部位と原因となる主な疾患

部位		主な疾患
全体	頭全体	くも膜下出血，髄膜炎，発熱を伴う感染症
限局	一側性の発作性頭痛	片頭痛
	一側性の側頭部痛	耳疾患（中耳炎・内耳炎），側頭動脈炎
	前額部痛	三叉神経痛，副鼻腔炎，緑内障発作
	後頭部痛	緊張性頭痛，頸椎症，後頭神経痛

■表3　どのような種類の痛みが生じているのか

- 今まで経験したことないような激しい痛み
- 突然ハンマーで殴られたような痛み
- 両側で締めつけられ，押さえつけられるような非拍動性の痛み

片頭痛：月に1～2回，繰り返し起こる発作性の慢性頭痛

三叉神経痛：数秒間の鋭痛が数時間～1週間にわたり断続的に発生

緊張性頭痛：毎日起こる持続性頭痛

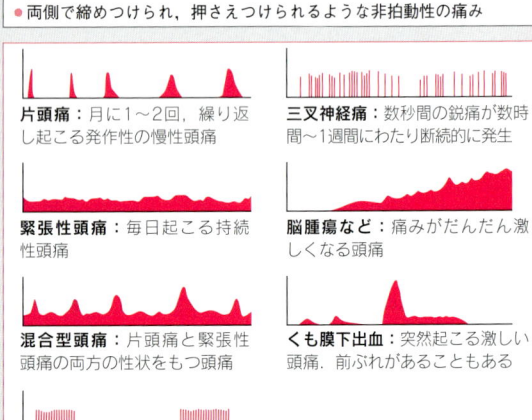

脳腫瘍など：痛みがだんだん激しくなる頭痛

混合型頭痛：片頭痛と緊張性頭痛の両方の性状をもつ頭痛

くも膜下出血：突然起こる激しい頭痛．前ぶれがあることもある

群発頭痛：1～2時間続く激しい頭痛が1～2か月にわたり群発

■図2　各疾患に生ずる時間と痛みの関係（縦軸：強度，横軸：時間）

■急性頭痛

1. 激しい頭痛, 噴水用の嘔吐, 項部硬直, 意識レベルなどを確認
- くも膜下出血が疑われる症状を確認したら直ちにドクターコールする.

2. 脳動脈瘤の再破裂を予防
- 血圧管理を行い, 頭痛からくる興奮状態や不穏に対して鎮痛薬を投与する.

3. 急変対応の準備
- 気道確保, 挿管・吸引準備, 酸素投与, 心電図モニターなど.
- 検査への移動中に急変する可能性がある. 移動時, 携帯式血圧計や経皮的酸素飽和度測定器, 嘔吐時に備え膿盆やビニール袋を準備する. また, 移動中も意識レベル, 呼吸状態を観察する.

■慢性頭痛

1. ベッド上の安静を促し, 音や光の刺激を避ける

2. 排便コントロール
- 怒責による頭蓋内圧亢進を避ける.

3. 前兆が伴う片頭痛には前兆がみられたらすぐに服薬
- エルゴタミン製剤(ジヒデルゴット®, カフェルゴット®)やトリプタン製剤(イミグラン®)が有効.

4. 前兆がない片頭痛や服用が遅れた場合には鎮痛薬の服用
- 血管拡張により血管壁周囲の浮腫が残存し, 痛みが持続する場合に効果がある.

5. 群発頭痛には鎮痛薬は無効

6. 患者教育の徹底
- 規則正しい食事, 片頭痛誘発食物(チョコレート, チーズ, アルコール〈ワイン〉など)を摂取しない, 休養, 運動, くつろぎが必要であることを説明, 理解してもらう.

7. 一般に頭痛解消には運動療法や心理療法が効果的
- 緊張性頭痛(頭重感, 圧迫感, 締め付けられる, 首の凝り, 肩の張りなどを伴う)には筋弛緩薬が有効, 抗不安薬や抗うつ薬を併用することもある. 頸椎症を伴う場合のみ, 運動療法には注意が必要.

悪心・嘔吐

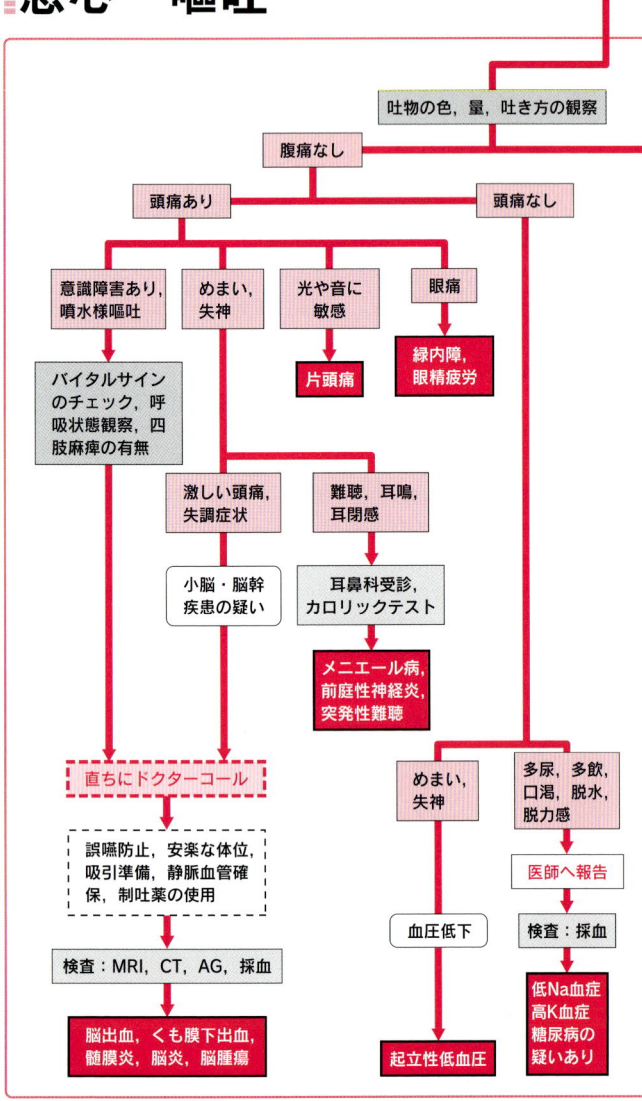

```
悪心・嘔吐
 │
 ▼
吐物の色,量,吐き方の観察
 │
 ▼
腹痛なし
 ├─────────────────┐
 ▼                 ▼
頭痛あり           頭痛なし
```

頭痛あり

- **意識障害あり,噴水様嘔吐** → バイタルサインのチェック,呼吸状態観察,四肢麻痺の有無
- **めまい,失神**
  - **激しい頭痛,失調症状** → 小脳・脳幹疾患の疑い
  - **難聴,耳鳴,耳閉感** → 耳鼻科受診,カロリックテスト → **メニエール病,前庭性神経炎,突発性難聴**
- **光や音に敏感** → **片頭痛**
- **眼痛** → **緑内障,眼精疲労**

→ **直ちにドクターコール**
→ 誤嚥防止,安楽な体位,吸引準備,静脈血管確保,制吐薬の使用
→ 検査:MRI,CT,AG,採血
→ **脳出血,くも膜下出血,髄膜炎,脳炎,脳腫瘍**

頭痛なし

- **めまい,失神** → 血圧低下 → **起立性低血圧**
- **多尿,多飲,口渇,脱水,脱力感** → 医師へ報告 → 検査:採血 → **低Na血症,高K血症,糖尿病の疑いあり**

30 ２ 症状とその対処法

アルゴリズム

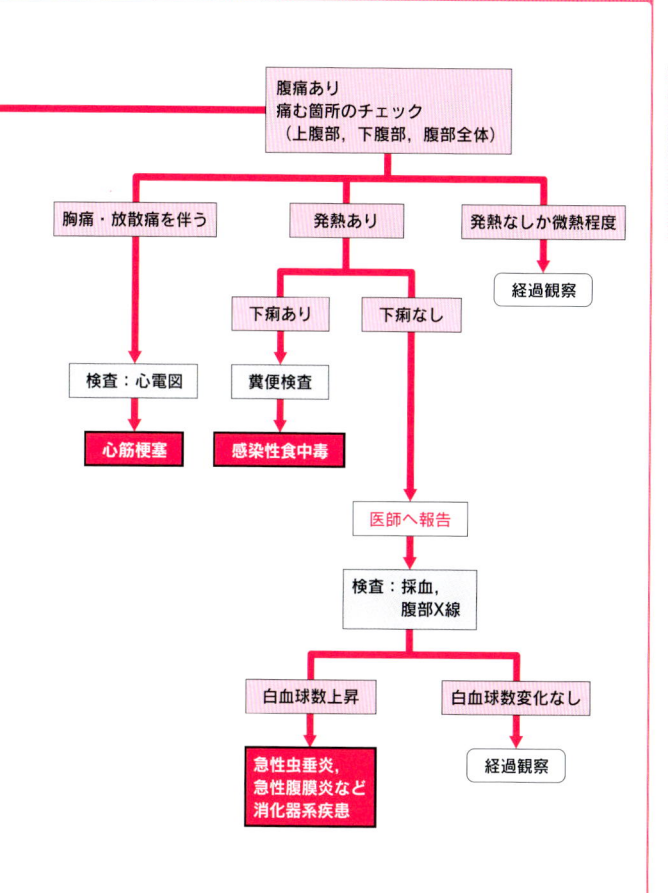

悪心・嘔吐

```
腹痛あり
痛む箇所のチェック
（上腹部，下腹部，腹部全体）
```

- 胸痛・放散痛を伴う → 検査：心電図 → **心筋梗塞**
- 発熱あり
  - 下痢あり → 糞便検査 → **感染性食中毒**
  - 下痢なし → 医師へ報告 → 検査：採血，腹部X線
    - 白血球数上昇 → **急性虫垂炎，急性腹膜炎など消化器系疾患**
    - 白血球数変化なし → 経過観察
- 発熱なしか微熱程度 → 経過観察

悪心・嘔吐

発生機序

- 嘔吐中枢のある延髄に直接的,間接的に刺激が加わり生ずる.

  間接的:消化管や末梢器官からの刺激や喉の知覚神経からの信号が,迷走神経や交感神経などを介して延髄に入る.それが嘔吐反射となって出現する.

  直接的:頭蓋内圧亢進などにより,延髄の孤束(第四脳室の最後野)を直接的に圧迫刺激して出現する.

- 主な原因が6つある.①**消化器疾患**(急性虫垂炎,急性胃炎,胃癌,腸閉塞,急性腹膜炎),②**頭蓋内圧亢進**(脳出血,くも膜下出血,脳静脈洞閉塞症,高血圧性脳症,髄膜炎,脳炎,脳腫瘍,水頭症,小脳・脳幹部の疾患),③**肝臓・腎臓・膵臓障害や内分泌疾患**(急性肝炎,胆道感染症,肝硬変,急性膵炎,食中毒,腎不全,肝炎,脱水による電解質異常),④**内耳など末梢平衡感覚(前庭性)刺激から生ずるめまい**(耳鼻科疾患:突発性難聴,内耳炎,メニエール病,前庭神経炎),⑤**精神的心理的原因**⑥**視覚・味覚・嗅覚からの刺激**(緑内障など)

判断基準

- 嘔吐があったら,まず**吐物**を観察し,**どのように吐き出されたか**,**量**や**色**がどのようであるかをチェックする.
- 患者に**原疾患**があるかどうかを確認する.

対処方法

■**脳神経系が原因と考えられる**

1. 意識障害のある人が嘔吐した場合
- 誤嚥の防止.気道確保,吸引準備,体位を整える.次に呼吸状態,バイタルサイン,瞳孔,脳神経症状を観察する.

2. 噴水様嘔吐の場合
- くも膜下出血,脳腫瘍による頭蓋内圧亢進の可能性があるため,医師へ報告する.CT・MRI検査施行.

3. 認知症症状,失禁,四肢麻痺が出現した場合
- 慢性硬膜下出血の可能性があるため,医師へ報告する.CT検査施行.

4. 意識がはっきりしている場合
- 不安の軽減の声かけを行い,頭痛,胸痛,めまい,腹部膨満感,眼痛など他症状の観察を行う.バイタルサインのチェック,安楽な体位にする.

5. 頭蓋内圧亢進による悪心
- 頭部挙上，呼吸管理，高浸透圧利尿薬の使用（D-マンニトール，グリセオール®）．頸部を屈曲しないように注意する．

6. 悪心を伴った頭痛・めまい・失調症状
- 小脳や脳幹の出血，脳梗塞の可能性．すぐにMRI，CTで緊急検査施行．

7. 悪心を伴っためまい・熱発・突発性難聴
- 耳鼻科疾患（メニエール，突発性難聴，前庭神経炎，内耳炎）の可能性．耳鼻科を受診する．

8. 起立性低血圧による悪心・嘔吐
- 薬剤性（降圧薬服用中である，副作用による），疾患，脱水，長期臥床安静後など原因の検索を行う．採血により電解質の血中濃度をチェックし，必要時に補液を施行する．

9. 悪心・嘔吐が継続している場合
- 医師へ報告．制吐薬として健胃消化薬・胃腸機能調整薬・ドパミン受容体拮抗薬（プリンペラン®）を使用し，効果を確認する．静脈確保時は点滴で投与．経口困難時は坐薬を使用する．静かな環境を提供し，苦痛の有無を確認する．不安の軽減を図り，声かけを行う．

■消化器系が原因と考えられる

1. 熱発し，心窩部から右下腹部の痛みの場合
- 急性虫垂炎の可能性．症状と採血（白血球数）で診断する．

2. 突然の激しい腹痛・発熱後の悪心
- 急性腹膜炎の可能性．進行すると冷汗・顔面蒼白などショック状態になる．腹部X線で診断．外科的処置が必要．

3. 吐物に便臭がある・腸蠕動が弱い
- 腸閉塞の可能性．進行すると，通過障害を起こしているところが破れ，急性腹膜炎，ショック状態になる．緊急で腹部X線を施行，診断する．重症の場合には外科的処置．保存的には胃～十二指腸へチューブを挿入し，ドレナージを開始する．絶食になるため，補液点滴の静脈を確保する．

4. 上腹部に圧迫感や圧痛，全身倦怠感，食欲低下，発熱，頭痛，悪寒，関節痛，皮膚黄染，眼球黄染
- 急性肝炎の可能性．

5. 発作的な心窩部痛，悪寒戦慄，発熱，右肩や右背部に放散痛
- 急性胆囊炎の可能性．

瞳孔不同

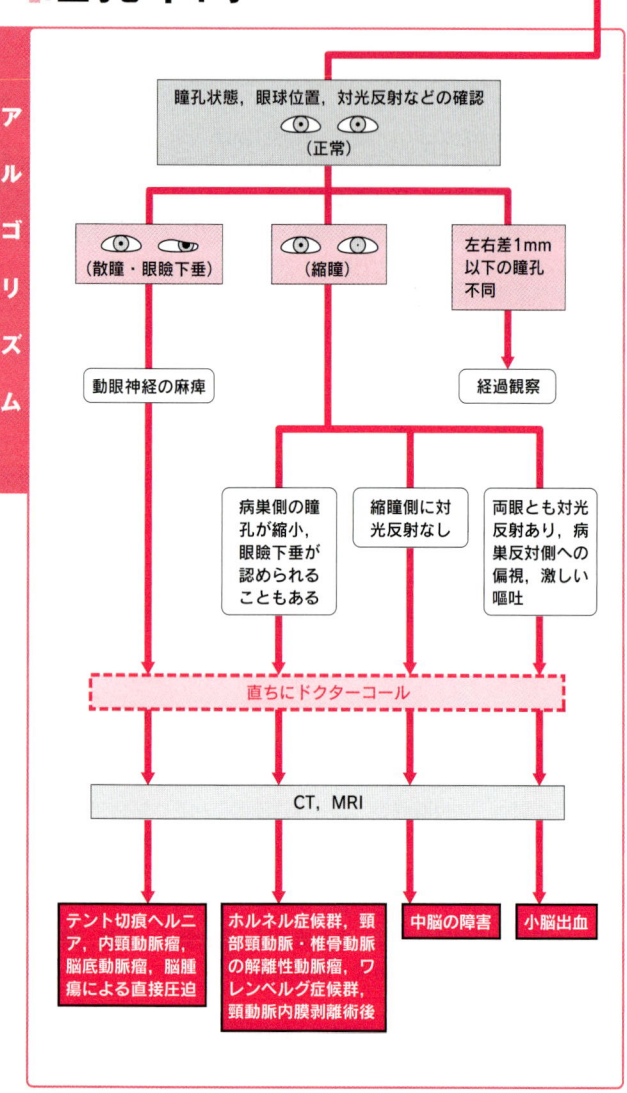

アルゴリズム

瞳孔状態，眼球位置，対光反射などの確認
（正常）

↓

- （散瞳・眼瞼下垂）
- （縮瞳）
- 左右差1mm以下の瞳孔不同

（散瞳・眼瞼下垂）→ 動眼神経の麻痺

左右差1mm以下の瞳孔不同 → 経過観察

（縮瞳）から分岐：
- 病巣側の瞳孔が縮小，眼瞼下垂が認められることもある
- 縮瞳側に対光反射なし
- 両眼とも対光反射あり，病巣反対側への偏視，激しい嘔吐

→ **直ちにドクターコール**

→ CT, MRI

- テント切痕ヘルニア，内頸動脈瘤，脳底動脈瘤，脳腫瘍による直接圧迫
- ホルネル症候群，頸部頸動脈・椎骨動脈の解離性動脈瘤，ワレンベルグ症候群，頸動脈内膜剥離術後
- 中脳の障害
- 小脳出血

瞳孔不同

発生機序

- 瞳孔の縮小（縮瞳）は交感神経の異常で，瞳孔の散大（散瞳）は副交感神経の異常で生ずる．瞳孔の大きさは**動眼神経**によって調節されている．
- 急性硬膜外血腫，外傷性脳内出血，高血圧性脳内血腫，脳腫瘍，脳膿瘍，脳浮腫など，原因によらず空間占拠性病変が側頭葉などの側方にあり，占拠が進行すると側頭葉の内側を構成する鉤回が側方から押し出されて，真っ先に動眼神経が圧迫される．ついで脳幹を圧迫する**鉤ヘルニア**となる．
- **散瞳**は虹彩にある瞳孔散大筋の収縮（交感神経支配），または瞳孔括約筋の弛緩（副交感神経支配）によって生ずる．また，散瞳は動眼神経麻痺によるもので病巣側に起こる．テント上の占拠性病変による**テント切痕ヘルニア**の所見として重要である．内頸動脈瘤や脳底動脈瘤，脳腫瘍による直接圧迫により出現することもある．
- **縮瞳**は虹彩にある瞳孔括約筋の収縮（副交感神経支配），または瞳孔散大筋の弛緩（頸部交感神経支配）によって生ずる．交感神経の障害によって，縮瞳（瞳孔散大筋の麻痺），眼瞼下垂（上瞼板筋の麻痺），眼裂狭小（下瞼板筋の麻痺）などがみられるものをホルネル症候群という．また，頸動脈や椎骨動脈の解離性動脈瘤，ワレンベルグ症候群，頸動脈内膜剥離術後にもみられる．

判断基準

- 瞳孔の大きさは自然光のもとで通常3mm前後であり，5mm以上で散瞳，2mm以下では縮瞳とよび，病的と判断する．
- 1mm以上の左右差があれば，瞳孔不同と考える．
- 脳出血や脳腫瘍では，瞳孔不同が手術適応の判断材料となることがあり，非常に重要な検査である．

対処方法

1. **1mm以上の瞳孔不同がみられた場合**
- 脳ヘルニアの徴候がないか，対光反射の消失，意識障害の進行，眼球の位置，麻痺の進行，頭蓋内圧亢進症状などもあわせて観察し，直ちに医師へ報告する．
2. **瞳孔不同は脳ヘルニア，特に鉤ヘルニアのはじまりを示す最初の徴候であるため，その観察は重要である**
3. **1mm以下の瞳孔不同の場合**
- その他の症状に変化がなければ，注意深く経過を観察する場合もある．

呼吸異常

アルゴリズム

```
舌根沈下，嘔吐，誤嚥の有無
```

- **なし** → 呼吸数，深さ，リズムパターンを1分間以上観察
- **あり** →
  ① 肩枕や頭部後屈顎先挙上で気道を確保
  ② 痰，吐物などの誤嚥があれば側臥位にし吸引

呼吸数，深さ，リズムパターンを1分間以上観察

- **異常あり**
  - チェーン・ストークス呼吸
  - 中枢神経性過換気
  - 持続性吸息呼吸
  - 群発性呼吸
  - 失調性呼吸
  - あえぎ呼吸（下顎呼吸）
  - ビオー呼吸

  → **医師へ報告**

  気道確保，呼吸停止への救急対応準備
  必ずアンビューバッグを用意する

  検査
  - CT, MRI → **脳出血，脳腫瘍**
  - $PaCO_2$上昇 → **頭蓋内圧亢進 脳ヘルニア**

- **異常なし** → 経過観察

発生機序

- 脳の血管は動脈血中の炭酸ガス濃度（$PaCO_2$）が上昇すると拡張し，低下すると収縮する．例えば，意識レベルの低下や頭蓋内圧亢進により，舌根沈下や嘔吐，誤嚥が生じて気道が閉塞すると，$PaCO_2$を上昇させる原因となる．その結果，脳血管は拡張し，過剰の血液流入により，脳の体積は増し，さらに頭蓋内圧亢進や脳ヘルニアを助長することにもなる．
- 頭蓋内圧亢進や脳ヘルニアが進行すると，呼吸調整にかかわる間脳や中脳，橋，延髄，大脳全体が圧迫による障害を受け，それぞれの障害部位に特有の呼吸パターンを呈する．

判断基準

- **数・深さ・リズム・パターン**などの呼吸状態を詳しく観察すると診断の補助となる（表1）．観察する場合は，少なくとも1分間以上時間をかける必要がある．15秒間の呼吸数を単純に4倍して1分間の呼吸回数を算出すると，無呼吸期などの異常を見逃す．
- 小脳・脳幹周囲ではテント下のスペースが狭いため，血腫や腫瘍に圧迫されるとすぐに脳幹がダメージを受け，急変がみられる．
- 意識障害を伴う患者，肥満，いびきのある患者では，異常な呼吸であるのか，舌根の沈下によるのか，判断が難しいこともある．

対処方法

1. 気道の確保
- 舌根が沈下して気道をふさぐのを予防するため，肩枕や頭部後屈顎先挙上で体位を整え，エアウェイやノーズウェイなどを利用する．また，直ちに医師へ報告する．

2. 気道確保に際し，痰・吐物など分泌物が貯留している場合
- 口腔内や気道内の唾液・痰・吐物によって窒息しないよう，側臥位などの体位を整える．自力で喀出が困難な場合は，これらを吸引する．

3. 意識障害を伴う呼吸異常
- 頭蓋内圧亢進や脳ヘルニアの徴候などを観察，医師へ報告する．

4. 呼吸が停止した場合
- 直ちにドクターコールし，人を集め，救急蘇生を開始する．呼吸停止の状態でなくても，気管挿管や人工呼吸器管理を行うこともある．日頃より救急カートの物品点検を行い，介助技術を習得しておく．

対処方法

5. 人工呼吸器の呼吸回数を意図的に増加
- 頭蓋内圧亢進の原因となる$PaCO_2$を低下させるために，医師はときに気管挿管後，過呼気気味に維持することもある．

6. 観察を繰り返す
- 呼吸異常は比較的短時間で状態が変化することがある．

■表1　呼吸異常のさまざまなパターンと特徴

呼吸名	障害部位	特徴	呼吸パターン	疾患名など
チェーン・ストークス呼吸	両側大脳皮質下，間脳の障害	浅い呼吸に続き，呼吸が始まると呼吸は一呼吸ごとに深さを増し，ある程度に達すると今度は一呼吸ごとに深さを減じ，再び無呼吸の時期が続く．漸増漸減する過呼吸と無呼吸が規則正しく交代する．10～20分と長い期間で生じる場合もある		脳血管障害，脳腫瘍などや呼吸中枢の感受性が低下している場合
中枢神経性過換気	中脳下部～橋上部	規則正しく高振幅の速い過呼吸の連続である		
持続性吸息呼吸	両側橋中～下部	深く吸気した時点で呼吸停止がみられ，ゆっくりと呼気が起こり，吸気で再び停止する周期性呼吸		脳底動脈閉塞による橋梗塞，低血糖，無酸素症，重症髄膜炎
群発性呼吸	橋下部～延髄上部	数回の不規則な呼吸のあとに不規則な無呼吸がある		
失調性呼吸	延髄	呼吸数，深さともにまったく不規則な呼吸（経過とともに呼吸数が減少する場合は予後不良）		脳ヘルニアの末期，死線期直前など
あえぎ呼吸（下顎呼吸）	延髄	呼吸回数は毎分10回以下の徐呼吸．リズムも不規則．1回の呼吸は深く速い吸息と速い呼息からなる．吸息と呼息を一度行ったあと，しばらく無呼吸となり，また突然速い吸息と呼息がくる．だんだん無呼吸の時間が延び，ついには呼吸停止に至る		呼吸中枢が高度に衰弱
ビオー呼吸	延髄	無呼吸期から突如として多呼吸に移り，これを周期的に繰り返す呼吸である		脳炎，髄膜炎，脳腫瘍，脳外傷など頭蓋内圧亢進がある場合

痙攣

アルゴリズム

```
痙攣
 │
 ▼
前駆症状
 ├── なし
 └── あり
      ├── 脱力感，めまい，違和感
      │    └─[ 前駆症状を患者とともに確認し，対処の仕方を説明 ]
      └── 脱力感，手指のふるえ，冷汗，動悸
           └─[ 血糖降下薬内服の有無 ]
              └─[ 採血検査：血糖値 ]
                 └─ 医師へ報告
                    └─ **低血糖発作**
```

なし → 意識
- あり
  - [痙攣部位・持続時間の観察，救急カートを用意]
- なし
  - 呼吸あり
    - [舌を噛みそうなときはバイトブロック]
  - 呼吸なし
    - [肩枕を入れ，エアウェイ挿入．アンビューバッグで呼吸を補助]

↓

[点滴（ジアゼパムと補液）の準備]

↓

医師へ報告

↓

[嘔吐や低酸素に注意．呼吸抑制には人工呼吸の管理]

↓

検査
- 脳波検査 → **てんかん**
- CT，MRI → **脳腫瘍，脳出血**

痙攣

発生機序

- 痙攣は脳内の異常な電気放電や電流の異常が，骨格筋に至る運動神経経路を興奮させ，筋肉の急激な不随意収縮を引き起こすことで生ずる．
- 例えば，右の運動野（頭頂葉）に腫瘍や脳出血があったと仮定する．本来は，左手を動かしたいと思ったら，右の運動野から電気刺激が発生するが，そこに腫瘍や出血があるため，電気の流れが乱流となる．すると左手足に痙攣が起こる．あるいは腫瘍や出血周囲に**異常放電**が生じ，右脳から左脳へ伝播すれば両手足が痙攣することもある．こういった理由で手足が勝手に動く．
- **マーチ**（行進）という，あたかもドミノ倒しのように一側の顔面から始まり，手，足，両側へと痙攣が生ずる例もある．
- 痙攣発作の原因は**器質的脳疾患**と**機能的脳障害**，あるいは**頭蓋内疾患**と**全身性の変化**にわけることができる．
- **てんかん**が代表的であるが，ほかに**低血糖発作**や**熱性痙攣**（小児に生じ発熱を伴う）など種々のものがある．

判断基準

- どのような状況下で，どのような痙攣が，どのくらい持続したかを問診，観察する．
- 特に，てんかんの場合，発作の型により治療法や抗痙攣薬が異なるため鑑別診断が必要である．その最大の手がかりの一つとして発作の起こり方，例えば痙攣が先か，意識障害が先か，発作は四肢のどの部分から生じたか，眼球はどちらに偏位したか，持続時間などを注意深く観察し，記録する．

対処方法

1. **短時間の発作中の対処では，発作そのもののために患者の苦痛が増加しないことを目的とする**
- 転倒を予防し，患者周囲から鋭利な器物を遠ざけ，呼吸が楽になるよう衣服をゆるめて，頭位を直す．必要があればガーゼを巻いて舌圧子・箸・タオルなどを口に入れ，舌を歯で咬まないようにする．吐物を誤嚥する危険があれば，側臥位にする．
2. **呼吸をしていなければ，アンビューバッグを用いて人工呼吸を開始する**

対処方法

3. 酸素投与を開始し，SpO₂モニターを装着する
4. 薬物療法の準備
- ジアゼパム（セルシン®）やフェニトイン（アレビアチン®）など，現在起きている発作を止める目的で即効性のある薬物を静脈より投与するが，呼吸抑制作用があるので注意する．

5. 採血を行い，ナトリウム・カルシウム・血糖値を調べる．抗痙攣薬を内服している場合はその血中濃度を測定する

6. 治療に反応せず，30分以上筋痙攣性のてんかん発作が持続する場合
- 人工呼吸管理（全身麻酔，神経筋遮断薬）や循環維持を行う．

7. 発作が治まり，意識が清明になった後に，発作中に呼びかけられたことや声をかけられたことを覚えているか確認する
- 呼びかけはわかったが，痙攣のために返事ができなかったという場合もあり，診断材料の一つとなる．

8. 痙攣発作の前に，脱力感，めまい感，違和感などの前駆症状を認めた場合
- 発作前の自覚症状を認識させ，速やかに対応できるよう患者に対処方法を説明する．

9. てんかん重積発作への対応
- いったん治まった痙攣が数分後に繰り返し起こることがある．そのため厳重な観察（呼吸心拍モニタリングなど）と治療を行い，痙攣を誘発しやすい光・騒音などは遮断するなど環境を整える．

■血圧の低下／上昇
血圧低下

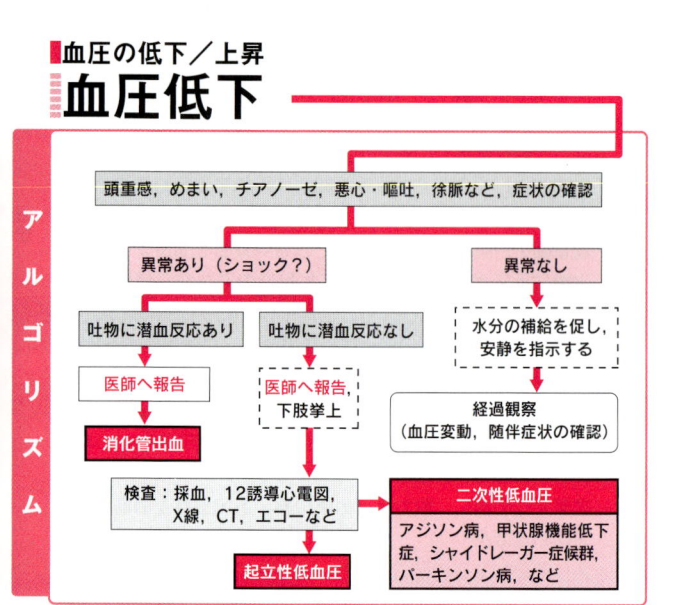

アルゴリズム

頭重感, めまい, チアノーゼ, 悪心・嘔吐, 徐脈など, 症状の確認

- 異常あり（ショック？）
  - 吐物に潜血反応あり → 医師へ報告 → **消化管出血**
  - 吐物に潜血反応なし → 医師へ報告, 下肢挙上
  - 検査：採血, 12誘導心電図, X線, CT, エコーなど
    - **起立性低血圧**
    - **二次性低血圧**（アジソン病, 甲状腺機能低下症, シャイドレーガー症候群, パーキンソン病, など）
- 異常なし
  - 水分の補給を促し, 安静を指示する
  - 経過観察（血圧変動, 随伴症状の確認）

血圧上昇

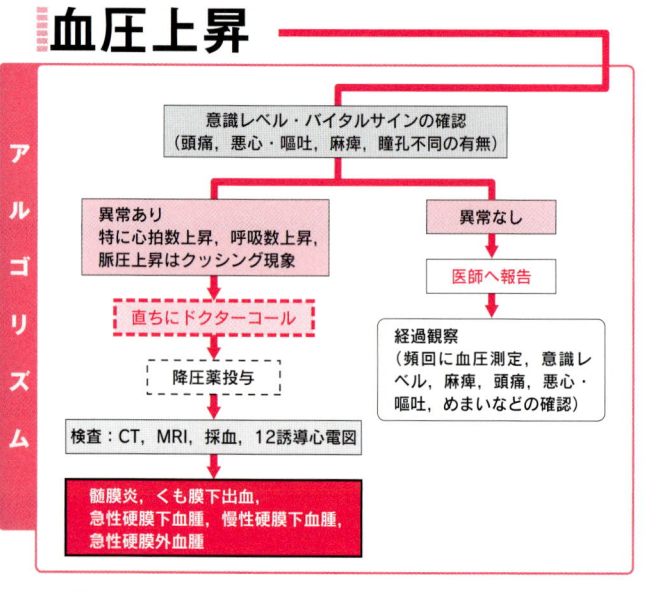

アルゴリズム

意識レベル・バイタルサインの確認
（頭痛, 悪心・嘔吐, 麻痺, 瞳孔不同の有無）

- 異常あり
  特に心拍数上昇, 呼吸数上昇, 脈圧上昇はクッシング現象
  → 直ちにドクターコール
  → 降圧薬投与
  → 検査：CT, MRI, 採血, 12誘導心電図
  → **髄膜炎, くも膜下出血, 急性硬膜下血腫, 慢性硬膜下血腫, 急性硬膜外血腫**
- 異常なし
  → 医師へ報告
  → 経過観察（頻回に血圧測定, 意識レベル, 麻痺, 頭痛, 悪心・嘔吐, めまいなどの確認）

発生機序

- **血圧低下**はその原因により，**本態性低血圧**，**二次性低血圧**，**起立性低血圧**の3つに分類される．
- **本態性低血圧**では**発生原因は不明**で，体質遺伝という説がある．この患者では基礎代謝率が低く，生体の代謝活性が低いと考えられている．
- **二次性低血圧**は，さらに内分泌疾患と低栄養に起因するものに分けられる．**内分泌疾患**ではアジソン病，甲状腺機能低下症など，副腎や甲状腺の機能不全によってアルドステロンなどのホルモンの分泌が減少し，循環血液量の減少や血管拡張が生じて血圧が低下する．また，**低栄養**では血漿蛋白の低下によって血液の粘度が低くなり，血圧が低下する．
- 二次性低血圧を来たす疾患にはシャイドレーガー症候群，オリーブ橋小脳萎縮症，パーキンソン病，ギランバレー症候群，アミロイドニューロパチーなどがある．
- **起立性低血圧**もまた，原因により①**器質的疾患が明らかでない場合**，②**神経性疾患，心・血管疾患，内分泌性疾患**，③**長期臥床**，④**薬剤**の4つに分類される．起立性低血圧は，起立時に血液が身体の下方に移動して血圧低下が起こるものである．正常では，これを防止する調節機構が働き，末梢血管の収縮，圧受容器からの反射による心拍数の増加などにより血圧がもとに戻るが，①〜④の原因により自律神経系の働きが障害されると，血圧の調節機構が働かなくなって生ずる．
- **血圧上昇**はその原因により，**本態性高血圧**と**二次性高血圧**の2つに分類される．
- **本態性高血圧**は**体質遺伝**と考えられており，先天的要因のみならず，後天的要因が加わり，血圧調節機構のアンバランスを引き起こして高血圧となる．根治は難しい．
- **二次性高血圧**はさらに①腎実質性，②腎血管性，③内分泌性，④心血管性，⑤中枢神経系の5つに分類される．①**腎実質性**は腎機能低下による体液量増加，腎臓における降圧機序の機能低下による，②**腎血管性**は腎動脈の狭窄により腎血流量が減少し，レニン・アンジオテンシン系の産生増加とそれにより末梢血管が収縮することによる，③**内分泌性**はホルモンの分泌過剰による末梢動脈の収縮，心収縮の増加，細胞外液量の増加による，④**心血管性**は大動脈狭窄，大動脈壁の弾性低下などの機械的因子による，⑤**中枢神経系**は中枢障害によ

判断基準

■血圧低下
- 原疾患が何であるかで血圧コントロール値が変わるため、患者の血圧の平均値を知ることが大事。その患者の平均値を知ったうえで、血圧異常を見分けなければならない。
- 生理的因子（体温，呼吸，脈拍，生活リズム，環境など）により血圧は変動するため、血圧変動の要因となる前後の行動を把握する。
- 低血圧の主な随伴症状である頭重感・頭痛，めまい，末梢冷感，悪心・嘔吐，徐脈などを観察する。

■血圧上昇
- 血圧低下の場合と同様，血圧の平均値を知る。
- 頭痛，悪心・嘔吐，顔面紅潮，しびれなど血圧上昇時の高血圧の主な随伴症状を観察する。
- 高血圧を判断するために頻用される3つの分類（表1〜3）がある。

■表1 世界保健機関（WHO）と国際高血圧学会（ISH）の血圧分類（1999年改訂）

	最高血圧（mmHg）	最低血圧（mmHg）
至適血圧（目標値）	120未満	80未満
正常血圧	120以上―130未満	80以上―85未満
正常高値	130以上―140未満	85以上―90未満
高血圧軽症	140以上―160未満	90以上―100未満
高血圧中等症	160以上―180未満	100以上―110未満
高血圧重症	180以上	110以上

■表2 米国高血圧合同委員会第5次勧告（JNC V）による高血圧分類（1993年）

	収縮期血圧（mmHg）	拡張期血圧（mmHg）
正常血圧	130未満	85未満
高値正常血圧	130―139	85―89
高血圧 stage I（軽症）	140―159	90―99
高血圧 stage II（中等症）	160―179	100―109
高血圧 stage III（重症）	180―209	110―119
高血圧 stage IV（最重症）	210以上	120以上

判断基準

■表3　WHO/ISHの臓器障害の程度による高血圧の分類

第1期(stage I)	臓器の変化を示す客観的徴候なし
第2期(stage II)	以下の徴候を，少なくとも一つ以上認める ●左心室肥大（X線，心電図，心エコー） ●網膜動脈の全般的ないし局所的狭窄 ●蛋白尿および／または軽度の血漿クレアチニン濃度の上昇（1.2～2.0mg/dL） ●超音波またはX線検査による動脈の粥状硬化所見（頸動脈，大動脈，腸骨および大腿動脈）
第3期(stage III)	臓器障害による症状と所見を認める ●心臓　狭心症，心筋梗塞，心不全 ●脳　一過性脳虚血発作，脳卒中，高血圧性脳症 ●眼底　網膜出血と白斑（乳頭浮腫を伴う場合と伴わない場合がある） ●腎臓　血漿クレアチニン濃度2.0mg/dL以上，腎不全 ●血管　解離性大動脈瘤,症状を伴う動脈の閉塞性病変

血圧の低下／上昇

対処方法

1. 血圧が異常値だと判断した場合
● 医師の指示書を確認し，それをもとに，例えば降圧薬の内服などの処置を行う．投与時はダブルチェックのもと，実施する．

2. 血圧以外のバイタルサイン，随伴症状を確認
● 異常があればドクターコールする．

3. 医師の指示により，微量点滴投与が開始される場合
● 輸液ポンプやシリンジポンプの準備．末梢ラインの有無を確認のうえ，なければルート確保の準備も同時に行う．

4. 著明な血圧低下をみた場合
● ショックに陥っている可能性もあるので，下肢挙上，すみやかにドクターコールする．

5. 嘔吐している場合
● 消化管出血も考慮し，吐物の潜血反応を確認する．胃チューブ挿入患者の場合は，チューブより胃液を吸引し，潜血反応をチェックする．消化管出血が疑われると，胃洗浄をする場合があるので，氷水やカテーテルチップなどの準備をする．

6. 排尿コントロール
● 膀胱に尿が充満すると，血圧が5～10mmHg上昇するといわれている．脳動脈瘤破裂後や脳血管障害の急性期などは，膀胱内圧上昇に伴う血圧上昇を抑え，頭蓋内圧亢進を予防する目的で膀胱留置カテーテルを挿入することがある．

■尿量の増減

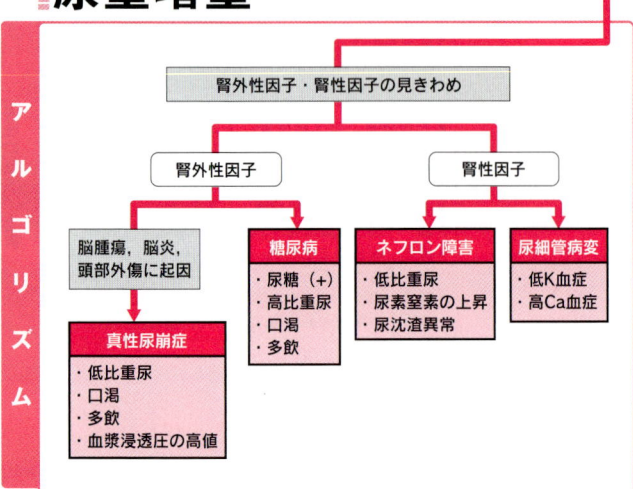

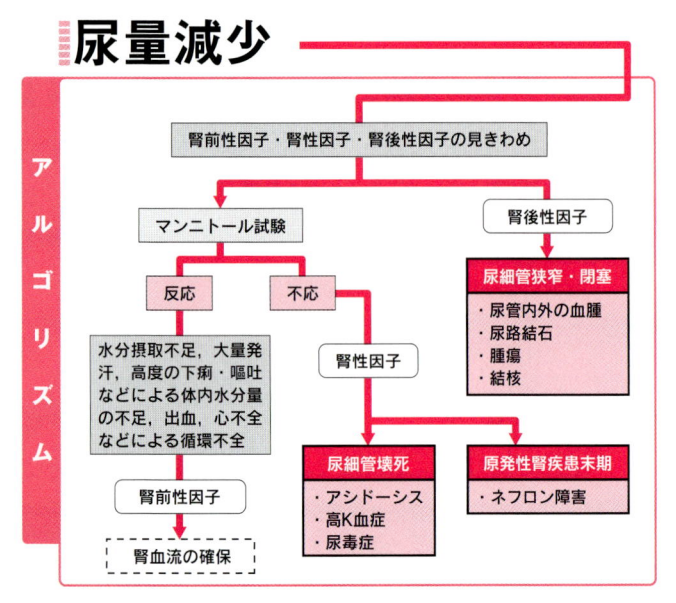

尿量増量

アルゴリズム

```
腎外性因子・腎性因子の見きわめ
```

腎外性因子

- 脳腫瘍, 脳炎, 頭部外傷に起因

真性尿崩症
- 低比重尿
- 口渇
- 多飲
- 血漿浸透圧の高値

糖尿病
- 尿糖(+)
- 高比重尿
- 口渇
- 多飲

腎性因子

ネフロン障害
- 低比重尿
- 尿素窒素の上昇
- 尿沈渣異常

尿細管病変
- 低K血症
- 高Ca血症

尿量減少

アルゴリズム

```
腎前性因子・腎性因子・腎後性因子の見きわめ
```

マンニトール試験

反応: 水分摂取不足, 大量発汗, 高度の下痢・嘔吐などによる体内水分量の不足, 出血, 心不全などによる循環不全
→ 腎前性因子
→ 腎血流の確保

不応: 腎性因子

尿細管壊死
- アシドーシス
- 高K血症
- 尿毒症

原発性腎疾患末期
- ネフロン障害

腎後性因子

尿細管狭窄・閉塞
- 尿管内外の血腫
- 尿路結石
- 腫瘍
- 結核

発生機序

■**尿量増量**

- **尿量増量**の原因には**腎外性**と**腎性**の2つの因子が考えられる.
- 腎外性因子としては，脳腫瘍や脳炎，頭部外傷などに起因する真性尿崩症や糖尿病がある.
- **真性尿崩症**では下垂体後葉からの**抗利尿ホルモン（ADH）の分泌が減少**，尿濃縮力が低下して尿量が増える.**低比重尿，口渇，多飲，血漿浸透圧の高値**などが特徴的である.
- **糖尿病**では，糸球体で多量のブドウ糖が濾過され，尿細管液の浸透圧が上昇して生ずる.**尿糖，高比重尿，口渇，多飲**などが特徴的である.
- 腎性因子としては，**ネフロンの障害，尿細管病変（低K血症，高Ca血症）**がある.
- 腎臓病の進行に伴い，多数のネフロンが破壊される（**ネフロンの障害**）と，残された各ネフロンからの溶質排泄量が増して**浸透圧利尿**を起こす.**低比重尿**，血中の尿素窒素の上昇，**尿沈渣の異常**などを伴う多尿となる.
- **尿細管の再吸収機能が障害を受ける**ことも原因となる.各種疾患によって尿細管での抗利尿ホルモンの反応性が低下すると，腎の尿濃縮力が低下して生ずる.
- **低K血症**は近位尿細管の変性によって尿濃縮力が低下した結果生じ，**心電図上でST低下**が認められる.また，**高Ca血症**は腎組織にカルシウムが沈着して同様に尿濃縮力が低下し，多尿となる.

■**尿量減少**

- **尿量減少**の原因には**腎前性**と**腎性**，**腎後性**の3つの因子が考えられる.
- 腎前性因子による乏尿には，循環不全や水分摂取不足，大量発汗，高度の下痢・嘔吐，脱水，出血，心不全，ショックなどがあり，これらの原因によって**全身の循環血液量が減少**すると，急激に腎血流量が低下し，糸球体濾過量が減少して乏尿となる.
- 腎性因子による乏尿には，**尿細管壊死**や循環不全による**腎虚血**，毒物・感染・アレルギーによる**急性腎不全**，**原発性腎疾患の末期**がある.
- **尿細管壊死**では，尿細管での糸球体濾過液をほとんど全部逆

発生機序

流させるため乏尿を来たす．また，尿細管の分泌機能が障害を受けるため，有機酸塩基やK，Naが排泄されずに血中や細胞外液に蓄積され，**アシドーシス**に傾く．
- 原発性腎疾患の末期では**ネフロンが著しく障害**されて尿の生成が減少し，乏尿となる．
- 腎後性因子による乏尿は，**尿細管の閉塞**によって生じ，**尿管内外の血腫**や**尿路結石**，**腫瘍**，**結核**などが原因となる．尿路の狭窄・閉塞は尿の流出を妨げ，この状態が続くと腎機能障害になり，尿生成が低下する．閉塞してしまうと，尿はまったく出なくなる．

判断基準

■尿量増量
- 膀胱留置カテーテルで尿量を管理している患者には経時的な尿量の観察が重要である．
- 粘膜や皮膚の乾燥，口渇，倦怠感，食欲不振など，多尿の随伴症状を観察する．
- 採血データを確認し，多尿による水分電解質のアンバランスの程度をみる．低Na血症（意識障害，血圧低下，しびれ）や低K血症に留意し，あわせて脱水，尿路感染の有無を確認する．
- 尿回数・時間，尿量・性状の観察を行い，多尿と評価する基準となる排尿パターンを把握する．

■尿量減少
- 浮腫，体重増加，血圧上昇，疲労感，悪心・嘔吐など，乏尿時の随伴症状の観察を行う．
- 採血データを確認し，乏尿時に浮腫の増強ならびに血圧の上昇を招くナトリウムの値や，カリウム排泄の障害の程度を確認する．

対処方法

1. 何を根拠に尿量増加，減少とみなすか，変化に関連した因子が何かを考える．
- 異常と判断した場合，速やかに医師へ報告する．

2. 発熱の有無の確認
- 発熱がみられれば適切な処置（クーリング，坐薬などによる解熱）を行う．

3. 下垂体腫瘍の術前・術後の厳密な尿量管理
- 頻回な尿量観察と，尿比重の確認をする．必要時，医師の指

対処方法

示により抗利尿ホルモン剤の注射をする場合がある．

4. 尿量減少に対して輸液療法を行う場合
- 末梢ラインの確保の有無を確認し，なければ準備する．医師の指示書に沿って，他のスタッフとのダブルチェックのもと点滴準備を進めていく．

5. マンニトール試験
- 試験に反応する場合は腎実質がまだ障害されていないことを意味するため，早期に適切な治療を行い，腎血流を改善させて腎実質障害の予防に努める．

6. 心電図のモニタリング
- 電解質異常により，心電図波形が変化することがあるので，経時的な観察をする．

7. 突然，乏尿が出現した場合
- 膀胱留置カテーテルを挿入し，尿量を測定する．

尿量の増減

ドレーン排液異常

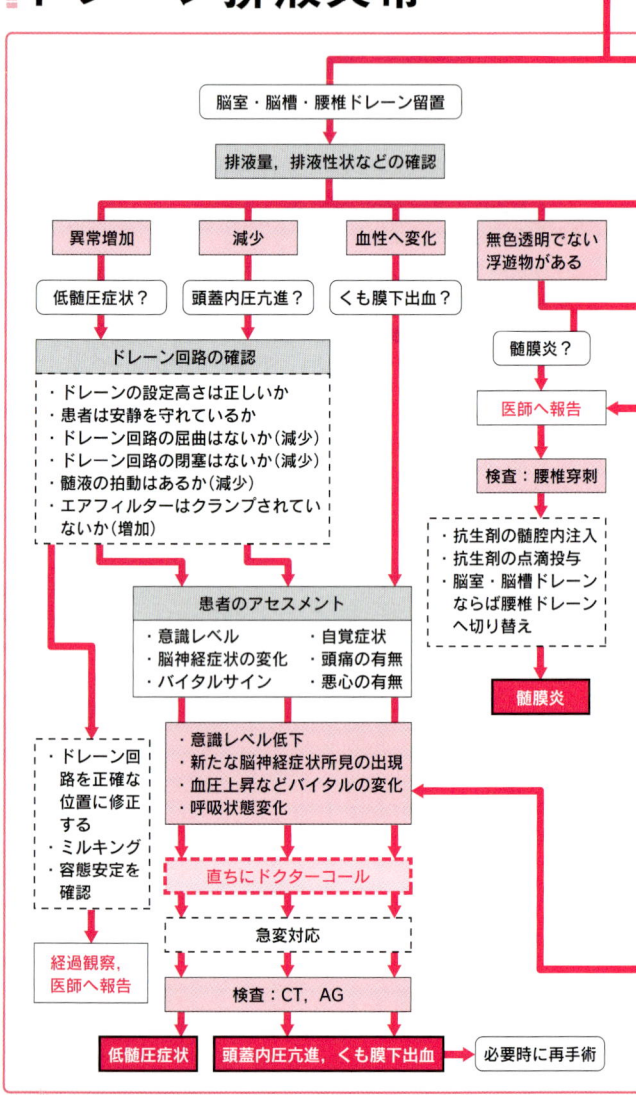

```
脳室・脳槽・腰椎ドレーン留置
        ↓
排液量, 排液性状などの確認
```

- **異常増加** → 低髄圧症状?
- **減少** → 頭蓋内圧亢進?
- **血性へ変化** → くも膜下出血?
- **無色透明でない浮遊物がある** → 髄膜炎?

ドレーン回路の確認
- ドレーンの設定高さは正しいか
- 患者は安静を守れているか
- ドレーン回路の屈曲はないか(減少)
- ドレーン回路の閉塞はないか(減少)
- 髄液の拍動はあるか(減少)
- エアフィルターはクランプされていないか(増加)

髄膜炎? → **医師へ報告**
↓
検査:腰椎穿刺
↓
- 抗生剤の髄腔内注入
- 抗生剤の点滴投与
- 脳室・脳槽ドレーンならば腰椎ドレーンへ切り替え
↓
髄膜炎

患者のアセスメント
- 意識レベル
- 脳神経症状の変化
- バイタルサイン
- 自覚症状
- 頭痛の有無
- 悪心の有無

↓
- 意識レベル低下
- 新たな脳神経症状所見の出現
- 血圧上昇などバイタルの変化
- 呼吸状態変化

↓
直ちにドクターコール
↓
急変対応
↓
検査:CT, AG
↓
低髄圧症状 / **頭蓋内圧亢進, くも膜下出血** → 必要時に再手術

- ドレーン回路を正確な位置に修正する
- ミルキング
- 容態安定を確認

→ 経過観察, 医師へ報告

2 症状とその対処法

アルゴリズム

ドレーン排液異常

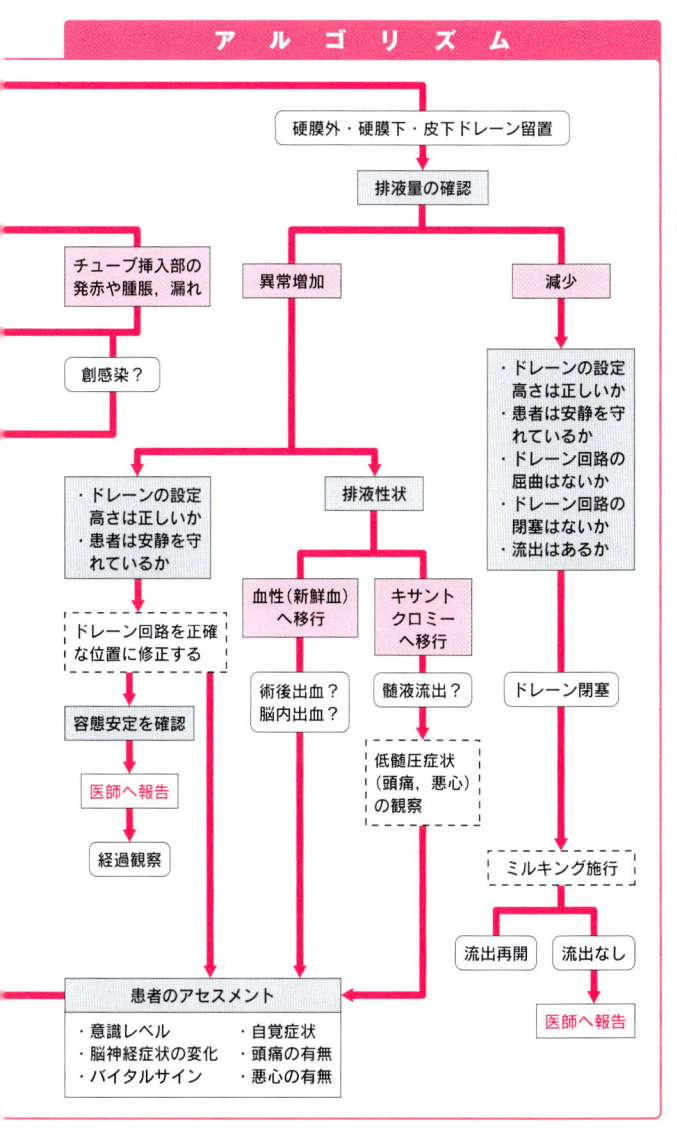

```
硬膜外・硬膜下・皮下ドレーン留置
            ↓
         排液量の確認
```

- **チューブ挿入部の発赤や腫脹，漏れ** → 創感染？
- **異常増加**
  - ・ドレーンの設定高さは正しいか
  - ・患者は安静を守れているか
  - → ドレーン回路を正確な位置に修正する → 容態安定を確認 → 医師へ報告 → 経過観察
- **排液性状**
  - **血性（新鮮血）へ移行** → 術後出血？脳内出血？
  - **キサントクロミーへ移行** → 髄液流出？ → 低髄圧症状（頭痛，悪心）の観察
- **減少**
  - ・ドレーンの設定高さは正しいか
  - ・患者は安静を守れているか
  - ・ドレーン回路の屈曲はないか
  - ・ドレーン回路の閉塞はないか
  - ・流出はあるか
  - → ドレーン閉塞 → ミルキング施行
    - 流出再開
    - 流出なし → 医師へ報告

患者のアセスメント
- ・意識レベル
- ・脳神経症状の変化
- ・バイタルサイン
- ・自覚症状
- ・頭痛の有無
- ・悪心の有無

ドレーン排液異常

発生機序
- 体位変換などで**回路の配置**がずれた場合に,排液のための適切な圧がかからなくなり,量の変動が起こる.
- 回路内の**エアフィルターの目詰まり**や**チューブの閉塞**によっても量が変動する.
- ドレーンチューブの先で**出血**が起これば**排液が血性**となり,量も増加する.
- 髄膜炎(細菌感染)が起これば**排液が混濁**する.

判断基準
- 排液量は24時間あたり脳室ドレーン150〜250mL,脳槽ドレーン150〜300mL,腰椎ドレーン200mL前後,硬膜外・硬膜下・皮下ドレーン 総量200mL未満(20〜30mL未満/時間)である.
- 髄液は心拍に従って液面が拍動するが,拍動が消失している場合にはドレーンチューブが閉塞している可能性がある.
- 髄液は無色透明であり,血性変化や混濁がみられれば出血や感染を疑う.
- くも膜下出血時に腰椎ドレーンを用いると血性の髄液が持続してみられる.血性成分が多くなる変化は,動脈瘤からの再出血を疑うため注意が必要である.
- ドレーンの留置は2週間が限度であり,それ以上になると髄膜炎になる可能性が高くなる.
- ドレーンチューブ挿入部が発赤や腫脹,漏れなどを起こしていれば感染を疑う.外気との交通で感染のリスクが高まる.
- 意識レベルの低下や瞳孔不同,対光反射の消失,四肢麻痺は頭蓋内圧亢進や頭蓋内出血を疑う.
- 頭痛や悪心・嘔吐がみられた場合,頭蓋内圧亢進によるものか,低髄圧症状かを見きわめる.髄液の拍動があり,回路が閉塞していれば頭蓋内圧亢進,エアフィルター閉塞などによって生じたオーバードレナージによる排液増加なら低髄圧が原因である.
- 血圧の上昇は出血のリスクを高める.
- 硬膜外・硬膜下・皮下ドレーンで1時間の排液量が20〜30mLより多くなった場合,後出血の可能性がある(後出血の起こりやすい術後6時間の観察が重要).

判断基準
- 硬膜外・硬膜下・皮下ドレーンでは，術後，血性である排液が次第に髄液様（無色透明）になり，排液量も少なくなってくる．急に，血性成分の排液量が多くなったときは後出血を疑う．

対処方法

1. ドレーン回路の正しい配置や特徴を覚える（図1，2，表1〈p.56-7〉）

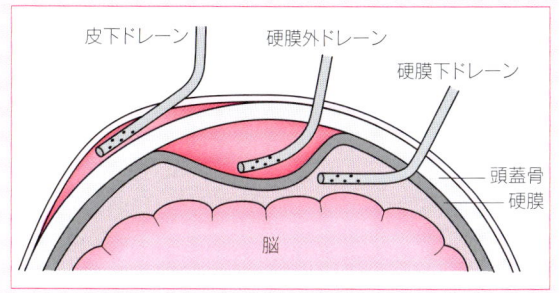

■図1　貯留液を排出する頭部のドレーン配置

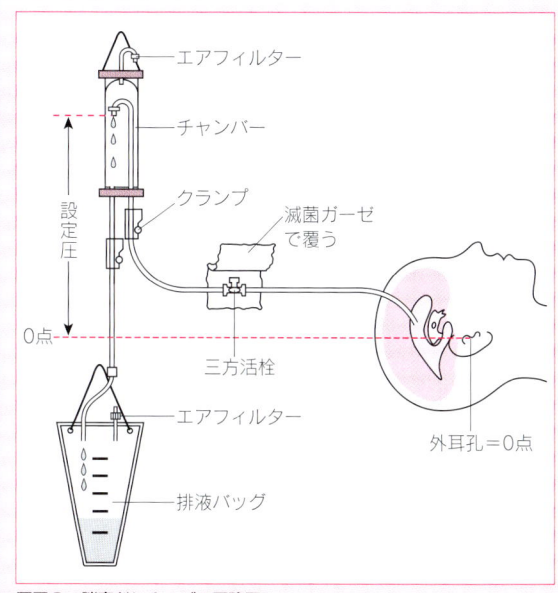

■図2　脳室ドレナージの回路図

対処方法

2. ドレーン回路に触れないよう患者に指導する
- 誤って抜去されないよう,不穏症状がある場合には抑制を行う必要がある.
- 患者の体位や状況によって回路の高さを変える必要がある.患者が体位を変えたいときにはナースコールするように説明する.

3. 髄液の拍動がない場合
- チューブの閉塞がみられればミルキングを行う(図3).拍動の再開がなければ,医師へ報告.髄液停滞による頭蓋内圧亢進の可能性がある.

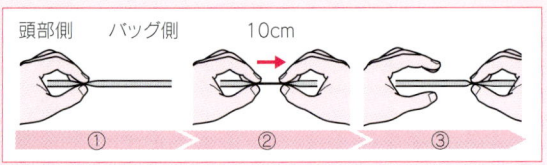

■図3 ミルキングの方法
①頭部側のチューブを指でしっかりとつまむ.
②もう一方の指でチューブをつまみ,つまんでいる手のもとから10cmほど押さえたままバッグ側にスライドさせる.
③バッグ側の指は押さえたままにしておき,頭部側の手を離す.

4. 排液量が増加した場合
- 設定圧の高さからのずれやエアフィルター汚染による回路閉塞の有無を確認した後,位置を直したり回路を交換したりする.

5. 排液量が減少した場合
- ドレーンチューブの屈曲や閉塞がないか,回路を調べて異常があれば直す.チューブの閉塞がみられればミルキングを行う.

6. 排液が急に血性になった場合
- 出血が起こり急変することを意味する.直ちにドクターコールし,バイタルサインや呼吸状態,全身状態の観察,心肺蘇生を行う.

7. 排液が混濁した場合
- 髄膜炎を意味するため,医師へ報告する.感染が認められた場合,すぐにチューブを抜去する.

8. ドレーン回路を細菌感染から守る
- 脳室ドレーンを装着している患者の移動時には必ずドレーン

対処方法

を閉鎖し，帰室後に必ず開放する．また，2箇所のエアフィルター部分の閉鎖も必ず行う．
- ドレーン挿入部の消毒は無菌操作．切り込みガーゼを当てて滅菌ガーゼで覆う．また，髄液の漏れがないか，ガーゼの観察が重要である．
- 三方活栓部からの髄液採取，薬剤注入も無菌操作，滅菌ガーゼで覆う．
- チャンバーの滴下口から患者側は清潔領域，排液バッグ側が不潔領域と考えて，操作を行う．
- 2週間以上の長期間留置が必要な場合，ドレーンチューブ入れ替え手術か，腰椎ドレーンへの切り替えが行われる．
- ドレーンチューブ挿入部に発赤，腫脹，漏れがみられれば，感染を疑って医師へ報告する．縫合などの処置がなされる．
- 腰椎ドレーンのチューブ挿入部の消毒は無菌操作．挿入部が見えるようにオプサイト®で固定し，その周囲を補強固定する．
- 腰椎ドレーンで髄膜炎を疑う場合，早期にドレーンを抜去し，ドレーン先端の培養を行う．

9. その他

- 適宜ミルキングを行い，閉塞の予防に努める．
- 硬膜外・硬膜下・皮下ドレーン中の坐位時，移動時はペアン鉗子でクランプし逆流を防ぐ．また，クランプは大気圧の変動への対応でも必須である．臥床したときの開放を忘れない．
- 脳室・脳槽・腰椎ドレーンでは排液バッグがいっぱいにならないように，1回/日の交換が望ましい．また，排液バッグ交換は不潔操作でも可．看護師が行ってよい．
- 硬膜外・硬膜下・皮下ドレーンでは排液バッグの交換は基本的にドレーン抜去時まで行わない．交換が必要な場合は医師が無菌操作で行う．

> **MEMO**
> **ペアン鉗子の使い方**
>
> ドレーンチューブを閉塞させるためにペアン鉗子ではさむが，そのままはさむとチューブが破損する可能性があるため，ガーゼなどをはさんでチューブを直接噛まないようにする必要がある．

■表1 各ドレーンの特徴

	脳室ドレーン	脳槽ドレーン
適応疾患	●急性水頭症 ●頭部外傷（主に頭蓋内圧モニターとして）	●くも膜下出血に対するクリッピング術後
基本的知識	●側脳室へチューブが入っている ●髄液が直接流出する ●先端は第三脳室付近にあり、横から見ると外耳孔の高さになる ●脳皮から6.5cm、皮膚から10cmくらい挿入されている ●留置期間は2週間が限度	●脳の隙間（脳槽）にチューブが入っている ●脳室ドレーンと同様に髄液が流出するが、脳室ほどスペースがないため拍動は弱く量も少なめである ●チューブが細くて長いのが特徴 ●留置期間は2週間が限度
目的	●髄液排除による頭蓋内圧のコントロール ●頭蓋内圧モニター ●脳室ドレーンを介する薬剤注入（投与薬剤：脳室内血腫〈ウロキナーゼ〉、髄膜炎〈抗生剤〉、癌性髄膜炎〈抗癌剤〉）	●くも膜下出血による血性髄液を体外に排出し、脳血管攣縮による脳梗塞を予防する ●くも膜下血腫の排出促進のために、ウロキナーゼを髄腔内に注入することがある ●脳槽灌流が行われることがある．その場合、脳室ドレーンを併用して、脳室ドレーンを注入用、脳槽ドレーンを排液用として管理する
高さ	●外耳孔の高さをゼロ点とし、チャンバーの滴下口までの高さで設定 ●患者の頭蓋内圧が設定圧を超えていると髄液が流出 ●患者の体位、状態に応じて、医師の指示のもと設定圧を変更 ●24時間での排液は150〜250mLが標準	●24時間の排液量は、脳室と合わせて150〜300mLが目安となる ●その他、脳室ドレーンと同様
髄腔内薬剤投与	●医師が薬剤注入した後、3時間程度回路を閉鎖 ●回路閉鎖中、意識レベルの低下、痙攣に注意	●脳室ドレーンと同様
固定	●創部近くの皮膚に絹糸で固定 ●カテーテルを1〜2回転させ、頭皮上に固定 ●水準器つき支柱を使い、上方から吊るす．支柱に2箇所テープ固定をする ●三方活栓部は清潔操作で管理し、滅菌ガーゼで覆って固定 ●少し引っ張られても抜けないように、三方活栓ガーゼ部をペアン鉗子で患者の衣類へ固定 ●排液バッグは落ちないように吊るす	●脳室ドレーンと同様

腰椎ドレーン	硬膜外・硬膜下・皮下ドレーン
● 交通性水頭症 ● くも膜下出血後の治療 ● 髄液貯留や髄液鼻漏などに対する治療	● 硬膜外・皮下ドレーン：開頭術の全例の手術後（小開頭手術では留置しない例もある） ● 硬膜下ドレーン：慢性硬膜下血腫の手術後
● 重症髄膜炎の治療 ● 腰椎から髄腔内へチューブが入っている ● 拍動は弱い ● ヤコビー線を第4腰椎の目印にして、第3～4腰椎間に穿刺 ● 留置期間は2週間が限度	● 硬膜外・硬膜下・皮下にそれぞれ10cm程度チューブが挿入されている ● 主に、大気圧で開放するタイプの排液バッグを使用する ● 手術翌日にCT検査を行い、異常がないことを確認した後に抜去し、1針縫合する
● 交通性水頭症：頭蓋内圧亢進時の頭蓋内圧コントロール ● くも膜下出血：脳血管攣縮予防のための血腫の除去．脳槽ドレーンの代替として挿入 ● 術後の皮下への髄液貯留や髄液鼻漏などに対する治療	● 硬膜外・皮下ドレーン：術後に貯留する血液、滲出液、髄液を排出して合併症を予防 ● 硬膜下ドレーン：慢性硬膜下血腫およびそれを洗浄した生理食塩液と空気の排除
● 外耳孔、または腸骨稜の高さをゼロ点とし、チャンバーの滴下口までの高さで設定 ● 24時間での排液は200mL前後が標準 ● その他、脳室ドレーンと同様	● ベッド上、もしくは外耳孔から約10cmの落差で、軽い陰圧をかけてドレナージする ● バッグを誤って下げてしまうと、髄液が大量にドレナージされてしまうことがあるので、注意が必要 ● バッグを頭より上げると、排液が逆流するため注意が必要 ● 排液量は、総量200mL未満
● 医師が薬剤注入した後、3時間程度回路を閉鎖 ● 水頭症の場合、回路閉鎖中、意識レベルの低下に注意	
● 髄液の漏れと抜去予防のため、穿刺部位を1針縫合し、その絹糸でチューブを固定しておく ● カテーテルを1～2回転させ、穿刺部付近に固定 ● その他、脳室ドレーンと同様	● 漏れと抜去予防のため、挿入部位の頭皮を1針縫合し、その絹糸でチューブを固定しておく ● ドレーンがベッドから落下しないように、ペアン鉗子などを使い、確実な固定を行う

MEMO

障害部位と瞳孔異常,眼球偏位の関係

　以下の表にあるとおり,脳の障害部位を瞳孔異常,眼球偏位で予測することができる.ただし,以下は障害部位が1か所である場合の所見であり,複数か所に障害が生じると,もっと複雑な所見となる.

障害部位	瞳孔径	対光反射	眼球偏位
間脳	やや縮瞳	± ±	下方をみる
中脳	瞳孔不同	− −	なし
橋	縮瞳	＋ ＋	正中位固定
延髄	散瞳	− −	なし
小脳	縮瞳／瞳孔不同	＋ ＋	あり,病巣反対側
大脳	やや縮瞳	＋ ＋	あり,病巣側

3 検査と看護のポイント

- CT検査
- MRI検査
- 血管造影検査
- 髄液検査

CT検査

- CT；Computed Tomography（コンピュータ断層撮影）の略．
- シングルスライスCTから，同時多数枚撮影（2～256列）することにより高速・高分解能撮影が可能なマルチスライスCTに置き換わりつつある．

特徴
- 頭蓋内構造や病変を短時間で描出できる．特に出血は高吸収（白）に認められ診断価値が高い．
- ヨード系造影剤を静注することにより血液脳関門の壊れた病変部（転移性脳腫瘍など）が明瞭になる（造影効果）．
- 造影剤急速静注により血管内を強い高吸収に描出し，血管狭窄や動脈瘤病変の評価に用いることが可能（マルチスライスCTによるCTアンギオグラフィー；CTA）．
- MRIに比べるとX線による被曝がある（しかし，ほとんどの場合無視できる）．
- 後頭蓋窩や頭蓋底，脊髄などは厚い骨に囲まれ観察困難なことがあるため，MRIなどとあわせて評価する．
- 脊髄・脊椎部病変や脳室系循環については，腰椎穿刺で髄腔内に造影剤を入れた後，CTで評価する（ミエロCT）ことがある．

禁忌と注意
- CT検査自体の禁忌はない．体動が激しい場合は画像がぶれるため，鎮静処置が必要となる．
- ヨード系造影剤アレルギーに注意（特にショック，喉頭浮腫）．
- 造影剤は腎排泄性であり腎機能障害重症例には禁忌．透析導入患者では造影可能．
- ミエロCTで用いる髄注用造影剤（イソビスト®・オムニパーク®のみ認可）を適量・至適濃度で用いれば，現在，副作用はほとんどない（それ以外の造影剤では強い神経毒性があり，頭痛，嘔吐，痙攣，膀胱直腸障害などの副作用がみられ，生命の危険もある）．
- 二次的感染（髄膜炎）にも注意する．
- まれに心臓ペースメーカーやICD（植込み型除細動器）に電気的干渉を起こすことがある．

1. 頭部単純CT

- 脳出血，くも膜下出血，外傷性硬膜外・内出血など．
- 脳梗塞（急性期には描出できないが，1日経過以降には明瞭な低吸収となる）⇒超急性期（24時間以内）梗塞の頭部CTは主として出血の有無を確認するためだが，早期の徴候（大脳皮質・髄質の境界不明瞭化，塞栓した血管内の高吸収化）を判定することも重要（**図1**）．

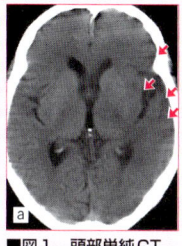

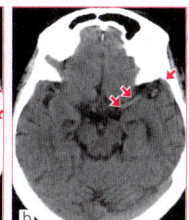

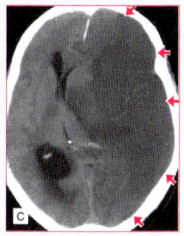

■図1　頭部単純CT
a：発症1時間半後の左中大脳動脈領域急性期梗塞．体動の影響があるが左前頭側頭葉皮質・白質の境界が不明瞭であり超急性期梗塞の存在がかろうじてわかる．出血なし．
b：その下方のスライスでは血栓により閉塞した左中大脳動脈が軽度高吸収（やや白い）に認められる．いわゆるhigh density MCA sign（中大脳動脈内高吸収サイン）．
c：発症2日後単純CT．左中大脳動脈近位閉塞により支配領域が広汎な梗塞による低吸収（黒い領域）となり，強い圧排所見（mass effect）により脳室の変形，正中構造の対側偏位がみられる．

- 脳腫瘍・浮腫⇒多くは低吸収，周囲構造の圧排・偏位の所見．
- 水頭症，先天奇形など．
- 骨病変（骨腫瘍，頭蓋骨転移など）．

2. 頭部造影CT

- 正常構造で造影されるもの：血管（動脈・静脈），髄膜・硬膜（通常は薄いのでほとんど見えない），脈絡叢（脳室内），下垂体．
- 転移性脳腫瘍など，血液脳関門がないか破壊されている病変が強く染まる（**図2**）．

3. 急速静注によるCTアンギオグラフィー（血管撮影；CTA）

- 通常はごく薄いCTスライスが数十枚から数百枚あるため「3次元再構成」を行う⇒多方向再構成（MPR：冠状断，矢状断，斜位），MIP（最大値投影画像），VR（ボリューム・レンダリング）．

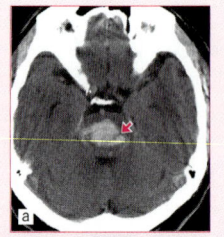

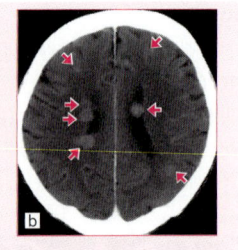

■図2 頭部CT
a：単純CT．意識消失発作1時間後．急性期脳幹部出血による高吸収が明らかである．
b：造影CT．食道癌術後，痙攣発作で発見された脳転移．両側大脳半球下，脳室周囲に転移による多発結節性増強効果がみられる．

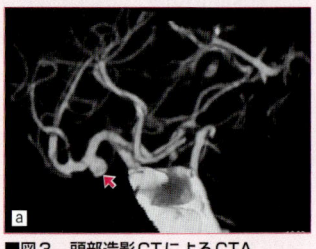

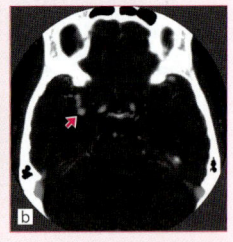

■図3 頭部造影CTによるCTA
a：右中大脳動脈分岐部動脈瘤のVR像．動脈瘤の存在と周囲動脈との関係が3次元立体的に明瞭に認められる．
b：頭部CTA元画像．動脈内が造影されるタイミングにあわせ薄いマルチスライスCTを連続撮影していく．

- 脳動脈瘤（**図3**），脳血管奇形のスクリーニング，精査．
- 腫瘍など病変周囲の血管系評価．

4. ミエロCT（脊髄腔造影後CT）

- 脊髄腫瘍（硬膜内・外），脊柱管狭窄，頭蓋頸椎移行部病変など．

5. その他

- 脳槽CT：脊髄周囲くも膜下腔から脳表に還流し吸収されていく髄液の流れを3時間から2〜3日目まで頭部単純CTで経過を観察．正常圧水頭症の検査で行われ，くも膜嚢胞に対して造影剤が内部に移行するかどうかを観察することもある．

> **ココがポイント！** ミエロ・脳槽CT用造影剤は赤字で「脳槽・脊髄用」と書かれているものだけを使用する！

●CT検査の看護のポイント

検査前

- 造影剤を投与する場合，検査前にインフォームド・コンセントを行い，検査同意書が必要となる．
- 造影剤を用いて検査する際，甲状腺機能亢進症，腎疾患，心疾患，アレルギー，気管支喘息の有無を確認し，必ず造影剤（ヨード）のアレルギー既往を尋ねる．
- 女性の場合，妊娠していないことを確認する．
- 撮影部位に，金属や義歯，ピン類がないことを確認する（必要時には検査着に着替える）．
- CT画像がぶれると正しい判断ができなくなるため，撮影中は体を動かさず，気分が悪くなったらマイクを通じて声を出すか，ガラス越しにみているので，合図するよう説明する．
- 意識レベル低下や麻痺のある患者にはベルトを使用し，転倒転落に注意する．
- 安静が保持できるよう介助するが，体動が激しい場合には鎮静薬の投与が必要となることもある．
- 造影剤の副作用には即時型と遅延型があり，初期には悪心や嘔吐，灼熱感があること，まれに重篤なショック（2,500人に1人）が起こりうること，また，数時間〜数日後に頭痛や皮疹がみられる場合があることを説明する．初期の灼熱感はすぐに冷めてくることも伝える．

検査中・後

- 造影剤注入後，副作用の出現は造影剤投与直後から数時間と幅がある．造影剤の投与量が多い場合の副作用として，血管浮腫があげられる．重症例では喉頭浮腫（気道閉塞の原因となりうる）や皮下出血なども起こりうる．
- 造影剤が血管外に漏れた場合にはすぐに投与を中止する．漏出した造影剤が少量であれば漏れた箇所に温湿布，大量であれば冷湿布をする．発赤・腫脹には冷罨法を間欠的に消失するまで施行する．疼痛や皮膚障害がみられた場合，必要に応じて鎮痛薬や抗炎症薬，ステロイド剤の外用薬を用いる．血管外へ大量の造影剤が漏出しても，その直後はほとんどの場合，疼痛などの症状を示さず，触診しても軽度の腫脹のみである．しかし，必ずその後，腫脹が進行し，疼痛も出現する．最悪の場合，コンパートメント症候群[*1]が生じることもある．

検査中・後

■ **重度のアレルギー反応への対応**
- 前駆症状（くしゃみ，咳，悪心・嘔吐，発赤，瘙痒感，発疹，蕁麻疹，冷汗）などに注意する．症状出現時には造影剤の注入を中止した後，バイタルサインをチェックし，症状を観察して医師へ報告する．
- 血圧低下，脈拍微弱，顔面浮腫，声門浮腫，喘鳴，咳嗽，気管支痙攣，呼吸困難，意識低下または消失，肺水腫，不整脈，ショックなどの症状が出現したら，直ちに医師へ報告する．重篤な場合，救急蘇生を開始する．
- 日ごろから救急蘇生の準備（救急カート，自動血圧計，SpO_2モニター，エアウェイ，アンビューバッグ，気管挿管セット，心電図モニター，点滴ライン確保のための器具）や点滴ラインから投与する薬物の準備（輸液，昇圧薬，ステロイド剤．心筋虚血時は冠動脈拡張薬，抗不整脈薬など）を怠らない．

＊1 コンパートメント症候群：強固な筋膜で区画された間隙に造影剤が漏れた場合，組織圧が上昇し，神経や筋肉などの障害が起こることがある．症状としては著明な腫脹，疼痛，動脈拍動の減少ないし消失，四肢蒼白，知覚異常，運動障害などがある．高度の腫脹がある場合，皮膚と筋膜の減張切開を速やかに（発症12時間以内に減圧）行う必要がある．

MRI 検査

- MRI；Magnetic Resonance Imaging（磁気共鳴撮影）の略．MRと略してもよい．
- 静磁場強度が高い機種ほど画質が良いとされ，一般には1.5T（テスラ）が各種脳神経検査に適している．さらに近年は3Tも薬事認可され，急速な普及が見込まれる．

特徴
- CTと比べて制限が多く，緊急時に用いられることは少ないが，脳脊髄神経系を描出するには最も優れた検査．
- 頭蓋内病変の検出や描出に優れる．CTとは異なり，各種画像コントラスト（T1，T2，プロトン密度，流れ，拡散など）をみるために多数の撮影（シークエンス）を必要とする．そのため，比較的撮影時間がかかる．体動の多い患者には基本的に適さない．
- 出血を検出する撮影法（T2*強調画像など）もあるが，急性期出血の検出能はCTほど高くない．
- CTとは異なるガドリニウム系造影剤を注入することにより，CTとほぼ同様に血液脳関門破綻部（転移性脳腫瘍など）が明瞭になる．T1短縮効果によりT1強調像で画像が「白く」高信号に認められる．腎排泄性であるため，腎臓に負担がかかるが，腎機能障害が軽度であれば投与は可能である．
- 血管系を映し出すMRアンギオグラフィー（MRA）には各種方法があり，造影剤は通常必要としない（造影する方法もある）．
- CT・血管撮影で使われるX線は用いないので，被曝はまったくないが，妊婦や胎児への安全性は証明されていない．
- 骨・空気へは無信号（MRI信号の源であるプロトン原子〈水〉がない）であるため，骨の描出がなく，後頭蓋窩や頭蓋底，脊髄などCTが苦手とする領域も明瞭に観察できる．

禁忌と注意
- 著しい高磁場が撮影時以外でも発生しており，MR検査室および周囲への立ち入り時は常に注意（磁気カードは情報が消去される．時計その他の電子機器も壊れる可能性がある）⇒MR検査室専用のストレッチャー，車椅子，酸素ボンベ，点滴台があるのでそれを利用し，病室の機材は持ち込まない．

禁忌と注意

また，モニター類・換気装置もMR室専用品を装備する必要がある．翼状針などは問題ないが，短い点滴ラインでは撮影ガントリーに干渉するので事前によく計画を練る．

- 心臓ペースメーカー・ICD（植込み型除細動器）の患者は原則禁忌．そのほか体内金属・装置は事前によくチェックし，疑問があれば放射線科に問い合わせる．また，ヘアピンやマスカラ，刺青に注意する．さらに，皮膚貼付ニトロ製剤で誘導電流発生による皮膚火傷の報告があるため，この確認も行う．
- ガドリニウム系造影剤も薬剤アレルギーが他の造影剤と同様にみられる．特に喘息既往患者では喘息重積発作を起こす事例が知られている．
- 閉所恐怖症例も意外に多く，事前の鎮静などが必要．
- 撮影時に強い騒音が発生する（特に強い傾斜磁場を必要とする撮影法である拡散強調画像や造影MRAなど）．耳栓使用が望ましい．
- 冷却用ヘリウム漏出（クエンチング）事故はごくまれに発生する．その際，酸素が欠乏するため，患者救出を優先する．

撮影法・適応

1. 頭部単純MRI

- 通常の画像コントラストとして，T1強調・T2強調像，さらに頭部ではプロトン密度画像またはFLAIR（髄液を無信号にしたT2強調像に近い撮影法）を組み合わせて撮影．
- 患者の体位は変えなくても各方向の断面が得られる．
- MRIでしか得られない画像情報として拡散強調画像（DWI）がある⇒CTで見えない超急性期梗塞が発症1〜2時間でも

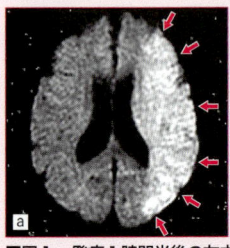

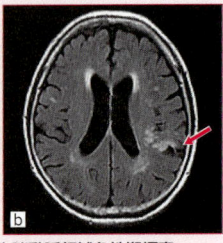

■図1　発症1時間半後の左中大脳動脈領域急性期梗塞
a：拡散強調像．p.61の図1と同一症例であり，すでに左中大脳動脈領域に広範な梗塞が起きていることがわかる．
b：同・FLAIR像．多数の慢性梗塞・虚血性病変による高信号と今回の急性期梗塞の一部が高信号に見られるが，拡散強調に見られる広範な梗塞はまだ認められない．

高信号に描出(**図1**).出血,膿瘍,類表皮腫,クロイツフェルト・ヤコブ病なども高信号.
- MRIによる出血の描出はCTより勝る訳ではないが,多彩な信号や骨の影響を受けないことからCTで見えない出血が見える場合もある.
- 脳腫瘍・浮腫⇒大きな病変であればCTと同等に描出されるが,造影と組み合わせるとより微細な病変もわかることが多い.
- 血管病変⇒早く流れる血管は単純MRI上,無信号(flow void;フローボイド)であり,異常血管(脳動静脈奇形など)が造影をしなくともわかることが多い(**図2**).閉塞や流速の低下で血管内信号が現れる.

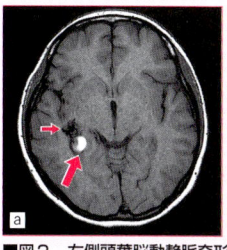

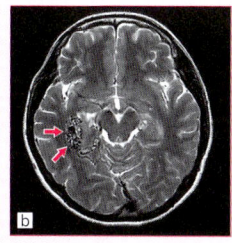

■図2　右側頭葉脳動静脈奇形(AVM)
a:T1強調横断像.出血により発見.拡張蛇行した血管は無信号(flow void)を呈し亜急性期血腫は高信号(白い)領域に認められる.脳室・髄液はT1強調像では「黒い」低信号である.
b:T2強調横断像(一つ下のレベル).AVMは同様にflow void.髄液はT2強調像では著明な高信号(最も白い).

2. 頭部造影MRI
- 造影CTとほぼ同様の病変が描出されるが,脳転移などは明らかに造影CTよりも早期に小さな病変が検出できる.
- 骨に接する領域の硬膜・髄膜や頭蓋底病変の描出はきわめて優れている.

3. MRアンギオグラフィー(MRA)
- 通常のMRAは造影せず,早い血管(ほとんど動脈)の血管内の信号を強調した多数枚のごく薄いMRI画像を3次元再構成したものである(**図3**)⇒撮影時間は比較的かかる(撮

これはダメ!　MRI検査で心臓ペースメーカーは原則禁忌!

影時間と画質・解像度の「トレードオフ」関係：詳細な画像を得るにはより時間が必要）．
- 造影剤急速静注による造影MRAも施設によってはよく行われる．

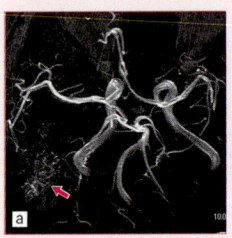

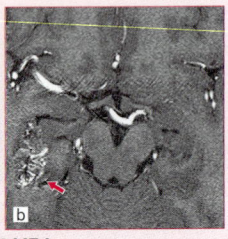

■図3　図2と同じAVM症例のMRA
a：逆に早い流れを高信号としてとらえ，3次元再構成したMIP画像．
b：MRAの元画像．実際には血流のみを高信号に映し出したT1強調像の薄いスライスを多数撮影している．

4. 脳灌流画像（パーフュージョン）
- 造影剤急速静注により脳血流シンチグラムに準じた局所脳血流量マップ作成を行うことがある（脳梗塞など脳血管障害，腫瘍など）．

5. 脳機能MRI（ファンクショナルMRI；fMRI）
- 特殊検査．例えば，運動負荷（手指の動き）や言語想起（しりとりなど）を高速MRI撮影中に一定の刺激で繰り返し与え，微小な血流変化によるMRI上の信号変化（2～3％）をとらえる．その結果を特別なソフトウェアで統計処理し，運動野や言語野などの刺激に反応した脳内の部位を調べるもの．

6. その他，各種撮影法
- 脳代謝物質の検出を行うMRスペクトロスコピー，神経線維の走行を調べる拡散テンソルイメージによる神経線維追跡（ファイバー・トラッキング）なども施設によっては行われる．

●MRI検査の看護のポイント

検査前
- 検査の内容によっては時間がかかること，動いてはいけないことを説明する．必要に応じて待ち時間にトイレに行くよう促す．
- 造影剤を用いる際には，造影歴や気管支喘息，造影剤・薬剤アレルギーの有無について尋ねる．気管支喘息とガドリニウム造影剤アレルギーのある人に対してはインフォームド・コンセントのうえ，検査同意書を得る．
- 磁気による検査のため，金属がアーチファクトとなって画像が描出されなかったり，磁気が影響して金属が発熱し熱傷したりする恐れがあるため，体内式ペースメーカーや体内に金属が入っていないかを尋ねる．
- 時計や眼鏡，アクセサリー，ヘヤピン，義歯，カード，鍵，エレキバン®，湿布，補聴器，携帯電話，金属付きの下着などははずしてから検査室に入る．
- 胎児への影響は不明のため，妊娠の可能性がある場合は医師へ報告し，検査するか否かを確認する．
- 維持透析患者の場合，透析日やシャント側を確認する．乳癌術後患者の場合，患側を確認する．造影剤を投与するための点滴ラインの確保は，シャント側・患側を避ける．
- 検査中には道路工事のような大きな音がすることを説明し，ヘッドフォンや耳栓をはめてもらう．
- 輸液ポンプやシリンジポンプ，心電図モニター，バイトブロック，砂嚢などは検査室に持ち込めないので注意する．
- 狭い空間での検査であるため，閉所恐怖症の有無を確認し，マイクでの外部との連絡の取り方などを説明する．

検査後
- 造影剤を使用した場合は水分を取り，排泄を促すように説明する．
- 造影剤アレルギーが出現した場合はCTの項（p.64）参照．
- 授乳している患者には造影後24時間は授乳禁止であることを説明する．

血管撮影検査

- アンギオグラフィー（AG；angiography），アンギオと略すこともある．以下では，脳血管撮影と脊髄動脈撮影を取り上げる．

特徴

- あくまで血管内腔の形態（閉塞・狭窄や動脈瘤，血管奇形，さらに腫瘍血管の同定）をみる検査で，動脈から静脈への血液の流れも観察することができる．
- 主として動脈系，まれに静脈系にカテーテルをX線透視下で挿入し，ヨード系造影剤を注入しながら高速デジタル撮影を行う．撮影と同時に邪魔になる骨などの濃度を「計算して」，リアルタイムに画像化する撮影（DSA）が現在ほとんどであり，血管像のみを良好に得ることができる．
- 基本的には目的血管に血管造影用カテーテルを導入するため，穿刺・血管内操作，X線被曝，術中・術後の絶対安静など，患者に対する侵襲性が高い．
- 血管の形態・病変の描出については最も解像度が優れており，CTAやMRAよりも明らかに勝る．
- 近年は「血管内手術」が一部の脳神経外科手術に代わる治療として専門施設で行われている．一般に血管造影などX線透視を用いて治療を行うことをインターベンショナル・ラジオロジー（介入的放射線医学；IVR）とよぶ．
- 最近普及しつつある回転アンギオ撮影により，3次元的立体再構成が可能⇒動脈瘤術前精査などにはほぼ必須である．

禁忌と注意

- カテーテル導入のため，動脈撮影では大腿動脈または上腕・橈骨動脈を局所麻酔下で穿刺する必要がある．閉塞・高度狭窄例への挿入はきわめて困難である．また，術後の穿刺部の止血および術前・術後の末梢動脈の拍動を確認する．
- ガウンテクニックはほぼ外科手術に準ずる．
- 頭部血管は加齢や動脈硬化の程度で蛇行が強くなり，カテーテル導入の難易度が上がる．また，脊髄動脈撮影では検査すべき血管が多数にわたるため長時間の検査になることがある．
- 若年者では血管攣縮（スパスム）や迷走神経反射によるショックなどに注意が必要．
- 脳神経系の動脈撮影では手技によって偶発する血栓・塞栓形

禁忌と注意

成に十分に留意し，神経脱落症状やその他の副作用モニターが術中を通じて重要である．

- 通常の血管撮影ではカテーテル先端は大動脈弓から頸部まで挿入すれば十分であるが，血管内手術などではマイクロカテーテルを用いて頭蓋内分枝までさらに挿入することがある⇒カテーテル内に逆流した血液による血栓形成が必発であるため，全身ヘパリン化や加圧バッグ下でヘパリン加生理食塩液をカテーテル内へ持続注入することで防止する．
- 造影剤アレルギーへの対応はCT検査と同様．CT造影時より投与量が多くなる場合も多く，術中・術後の尿量確認が必要．
- 穿刺部止血のため術後安静（患者が非協力的なことも多い）を徹底する．遅発副作用出現の観察や食事・排尿などの介助も重要である．

撮影法・適応

1. 頭部血管撮影

- 頸部・頭部の血管性病変はすべてよい適応となるが，手術適応例以外は近年ほとんど行われない．富血管性の腫瘍性病変も同様である．
- 頸部内頸動脈高度狭窄（**図1**）．

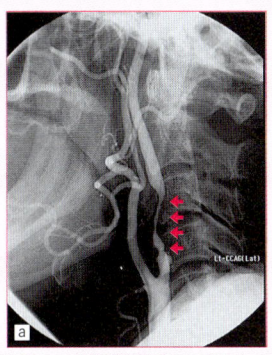

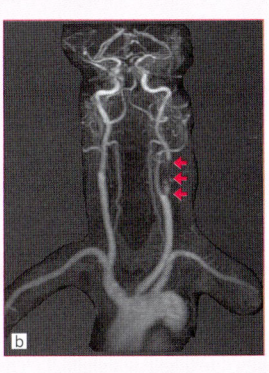

■図1　左頸部内頸動脈高度狭窄
左側の多発梗塞を繰り返しており，左内頸動脈狭窄に対する内膜剥離術（CEA）を目的に入院

a：左総頸動脈撮影側面像．骨を完全に消さずに表示し狭窄部と頸椎・下顎骨との位置関係を評価した．

b：頭頸部造影MRA3次元MIP画像．MRAでは高度狭窄の存在は明瞭だが，正確な狭窄程度・進展範囲の評価には血管撮影を行う必要がある．

- もやもや病（**図2**）．

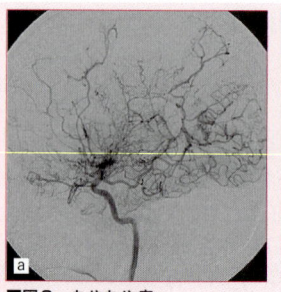

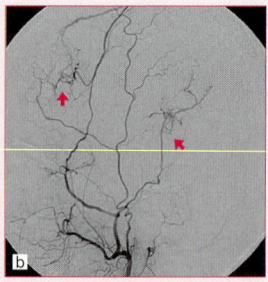

■図2 もやもや病
a：左内頸動脈撮影側面像動脈相．両側内頸動脈閉塞による「もやもや」血管の増生がみられる．
b：左外頸動脈撮影側面像動脈相．中硬膜動脈からの硬膜を介した大脳実質への側副血行がみられる．

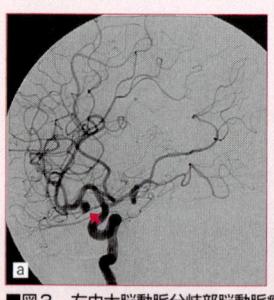

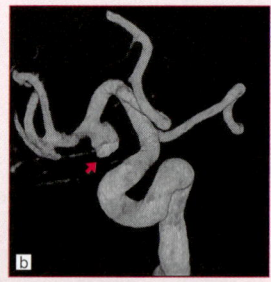

■図3 右中大脳動脈分岐部脳動脈瘤（p.62，図3と同一症例）
a：右内頸動脈撮影斜位像動脈相．CTAと比較して詳細な血管解剖がわかるが，さらに詳細な3次元構造を把握したい．
b：右内頸動脈回転撮影3次元再構成（VR）．コンピュータグラフィックス像上での計測，回転やその他の画像処理が可能である．

2. 回転頭部血管撮影

- 撮影装置を患者の周りで回転させながら撮影することにより，3次元的に選択した動脈の形態情報を収集し，再構成画像にする（**図3**）．原理的には「コーンビーム型CT」の一種と考えられる．

3. 脊髄動脈撮影

- 胸腰椎部脊髄病変についてはアダムキーウィッツ動脈から栄養される前脊髄動脈を同定し，障害を避けることが重要であ

> **ココがポイント！** 血管造影中・後の神経症状をよく観察すること！

る，左右の主に第5～11肋間・肋下動脈，第1～2腰動脈のどれか，または複数から分岐している可能性があり，これらを「しらみつぶし」に精査することが重要である．

●血管造影検査の看護のポイント

- 検査の目的や合併症についての医師からのインフォームド・コンセント後，検査同意書を得る．
- 検査前に造影剤アレルギーの有無を確認する．

- 以下が起こる可能性をふまえて対応する．
- **脳出血**：神経系の変化（意識レベル，麻痺，瞳孔不同，しびれ，眼球運動障害，視力・視野障害など）の観察．血栓による脳塞栓症は血管造影中に最も起こりやすく，検査後も注意が必要である．引き続き脳神経症状としての悪心・嘔吐の観察も行う．
- **肺塞栓**：検査前後の呼吸状態やSpO_2測定値を比較し，必要に応じて呼吸監視モニターを装着する．静脈経由の検査・治療を行った場合には，まれに肺塞栓症を起こすことがあるので，呼吸状態の観察が必要（例：頸動脈海面静脈洞瘻）．
- **造影剤アレルギー反応**：CTの項（p.64）参照．
- **急性腎不全**：造影剤は尿として体外に排泄されるため，特に腎機能低下のある場合は，検査後3時間ごとに尿量をチェックし，尿量が少ない場合は比重を測定する．造影剤が早く排泄されるよう飲水を促し，水分出納バランスに配慮する．
- **穿刺部の出血**：血腫および皮下出血はシース抜去時にできやすく，血腫を認めた場合はマーキングし，時間経過に伴う増大がないか注意する．腹腔内への出血は気づきにくいので，冷汗やショックに特に注意する．また，穿刺部止血のために安静が必要となる．その間は排泄や食事を介助する．
- **動脈塞栓症**：術中の処置，塞栓物質のため血栓・塞栓形成の危険が高い．足背動脈や後脛骨動脈など末梢動脈を触知し，皮膚冷感，色調，疼痛，浮腫を観察する．検査前に末梢動脈の触知部分にマーキングし，検査前後で循環状態を比較する．止血のための強すぎる圧迫による末梢循環不良に注意する．
- **腰背部痛**：同一体位をとり続けることによって生ずるため，タオルなどで圧迫部をずらし除圧する．
- **精神面の不安**：造影剤投与時の自覚症状（熱感，閃光など）から生ずるものは心身の状態をみて丁寧に対応する．

髄液検査

検査の目的
- 髄液そのものの性状を調べることによって頭蓋内に起こっている出来事を知る（**表1**）．
- 髄液の循環動態を調べることによって機能を知る．

禁忌
- 頭蓋内圧亢進が著しい場合
- テント部，大孔部を狭窄させるような病変をもつ場合
- 著しい出血傾向がある場合
- 穿刺部位に感染巣がある場合
- 脊髄の動静脈奇形が穿刺部位にある場合など

検査の読み方
- 一般的な髄液検査で注目するべき点：髄液圧・性状・細胞数・蛋白・糖など．
- 代表的な中枢神経感染症における髄液所見を**表2**に示す．
- 水頭症の場合，タップテストの後，数日以内に症状の改善がみられる（特発性正常圧水頭症の場合，歩行障害の変化が最も簡便で確実とされる）．

髄液検査関連
- **タップテスト**：特発性正常圧水頭症の診断を目的として行われる脳脊髄液排液テスト．1回に30mL（もしくは終圧0mmH$_2$Oまで）の排液を行う．穿刺には19G（ゲージ）の穿刺針が推奨されている．特発性でない正常圧水頭症であっても行われることがあり，シャント手術の効果判定に用いられる．

■表1　髄液検査でわかる病態

髄液そのものの性状	● 髄膜炎（細菌性，ウイルス性，真菌性，結核性，化学性など） ● 腫瘍の播種
髄液内の代謝物質	● 出血，末梢神経疾患，脱髄性疾患，脳腫瘍，アルツハイマー病など
髄液環境	● （特発性）正常圧水頭症 ● 低髄圧症候群

■表2　代表的な中枢神経感染症における

	初圧（mmH$_2$O）
正常値	100±50
急性化膿性髄膜炎	200〜600
ウイルス性髄膜炎	100〜300
結核性髄膜炎	200〜600
真菌性髄膜炎	200〜600
癌性髄膜炎	正常〜上昇
ヘルペス脳炎	100〜500

髄液検査関連

- **クェッケンシュテットテスト**：頭蓋内と脊髄腔内の交通の有無を確認するために行うテスト．頸静脈を圧迫することにより頭蓋内圧を意図的に亢進させ，髄液圧が上昇することを確認する．主に脊髄疾患でテストされ，頭蓋内疾患の鑑別のために行われることはほとんどない．

> **MEMO**
> ### 低髄圧性頭痛
>
> 髄液量の低下により頭蓋内圧が低下し起こる頭痛である．腰椎穿刺は意図的に髄液を排液することになり，一時的に髄液の絶対量が低下するためこの頭痛が起こることがある．往々にして2～3日の安静で軽快する．低髄圧症候群は頭蓋内の髄液量が減ってしまったことによって起こっていると考えられている．

> **MEMO**
> ### ドライタップ
>
> 穿刺をした際に髄液がまったく流出しない状態．占拠性病変などによって穿刺部に髄液が存在しないことなどで起こる．転移性脊髄腫瘍の場合などにみられる．

ココがポイント！ ほとんどの患者が初めての検査なので，不安に対する配慮が大切！　まめな声かけを忘れずに

髄液所見

性状	細胞数	蛋白(mg/dL)	糖(mg/dL)
水様透明	5以下，単核球	30±15	55±15
膿様混濁	500以上，多形核球優位	100～500	0～40
水様，日光微塵	100～300，単核球優位	100以下	50～80
水様，キサントクロミー	30～500，単核球優位	50～500	10～40
水様，日光微塵	30～500，単核球優位	50～500	20～50
水様，混濁	0～300，単核球，異型細胞	15～500	40以下
日光微塵，ときに血性	50～200，単核球優位	100以下	30～60

●髄液検査の看護のポイント

検査前
- 検査に多少時間を要するため,その間トイレには行けない(検査後に臥床安静が必要なため).検査前に排尿を促し,バイタルサインを測定する.
- 検査の方法や進め方について説明する.
- 検査後,穿刺によって髄液が髄液腔外に漏れる.髄液採取(または排液)により,髄液の絶対量が減ることで頭蓋内圧が低下し,低髄圧症状(頭重感,頭痛,悪心)が生じる可能性を説明する.
- 穿刺部からの感染で髄膜炎などが引き起こされるため,無菌操作の徹底はもちろん,穿刺部に褥瘡や感染巣などの感染徴候がないか,特に注意する.全身性に出血傾向のある患者には腰椎穿刺は行わない.

検査中
- ベッドの端に側臥位となり,穿刺部(第4・5腰椎間)を突き出すように膝を抱えて丸くなってもらう.このときベッド上面と背面が垂直になるように体位を整える.頭の下に枕を入れると安楽に姿勢を保持できる.意識障害などにより,患者自身が体位を保持できない場合は看護師が身体を支えて固定する.
- 無菌操作で穿刺の介助をする.穿刺したら髄液の性状を観察し,圧測定,薬液注入,髄液採取,クエッケンシュテットテストの頸静脈圧迫などの介助を行う.
- 穿刺中は患者の表情,顔色,気分不快の有無,下肢のしびれなどを観察する.

検査後
- 検査後は医師の指示に従って臥床安静を保つ.
- 低髄圧症状があれば,臥位によって症状が軽減することを伝える.水分補給(経口または症状に応じて輸液)を行う.
- 髄液が減ることによって,脳ヘルニアが起こる場合がある.これによる急変は検査中や検査直後だけでなく,数時間以上経って起こることもあるため,脳神経症状(悪心・嘔吐,頭痛,意識レベル,呼吸状態,バイタルサイン)の変化を経時的に観察する.
- 急変時に備え,救急カートの点検や整備をしておく.
- 脊髄腫瘍でクエッケンシュテットテストが陽性であった場合,穿刺を契機に神経症状が悪くなることがある.

医師からのワンポイント

腰椎穿刺時の介助

①**患者さんに側臥位（右でも左でもよい）になってもらう**
- 術者（医師）が立つ方のベッドの端に患者の背を寄せ，「エビのようになってください」とよく指示するが，最初からこの体勢だと意外に負担が大きいので，穿刺する直前まではある程度丸くなっていればよい．

②**直前準備**
- 穿刺時の体勢を維持するために患者の頸の後ろ，膝窩に腕をかけて寄せるようにすると安定する．
- 準備物品：穴あきオイフ，術者の清潔手袋，消毒セット一式，穿刺針，髄液圧測定用棒，検体採取用のスピッツ（複数本），（局所麻酔薬），絆創膏，抗生物質，生理食塩水など．

③**穿刺・測定・検体採取**
- 局所麻酔をしてから穿刺となるが，麻酔がよく効くまでよく揉み込みながら多少待つ．また，手技に熟達した術者は穿刺が1回で完了するため，局所麻酔を行わない場合もある．
- 往々にして，患者はかなり緊張しているため，必要以上に高い髄液圧を示すことも多い．そのため，穿刺後の測定は多少間をおいたり，安心させるような声をかけたりして緊張を解くようにする．

④**終圧を測定**
- このとき，治療のために抗生物質，グロブリン製剤，ステロイドなどを注入することがある．

⑤**針を抜き，消毒．穿刺部には絆創膏などを張り，1時間程度安静臥床してもらう．**
- 成書には穿刺後30分程度腹臥位安静，その後2〜3時間の仰臥位安静と書いてあるものもあるが，1時間程度の安静臥床でよい．

髄液検査

4 治療と看護のポイント

- 外科的治療
- 血管内治療
- 放射線治療
- 化学療法
- 薬物療法

■外科的治療
穿頭術

目的
- 頭蓋内に溜まった液体を抜いたり，脳組織の一部を生検したりするため．
- 神経内視鏡手術の際，頭蓋内へ内視鏡を挿入する「穴」をつくるため．

適応
- 穿頭血腫洗浄（慢性硬膜下血腫）
- 脳室ドレナージ（急性水頭症）
- V-Pシャント（水頭症）など

方法
①バーホール（小さな穴）を開けたい位置の上の皮膚を切開し，頭蓋骨の表面を露出する（皮膚は線状切開することが多い）．
②手回しドリル（気動，電動のこともあり）で硬膜表面まで頭蓋骨に穴を開ける．
③硬膜を先の尖ったメスで切開し，頭蓋内の操作を行う．
④手術操作を終えた後，開けた穴はそのままにして閉創する（一般に穿孔部への骨性の保護はしないが，時に削った骨を固めて埋め込んだり，バーホールボタンとよばれるセラミックでできたものを穴にあてがって保護することがある）．

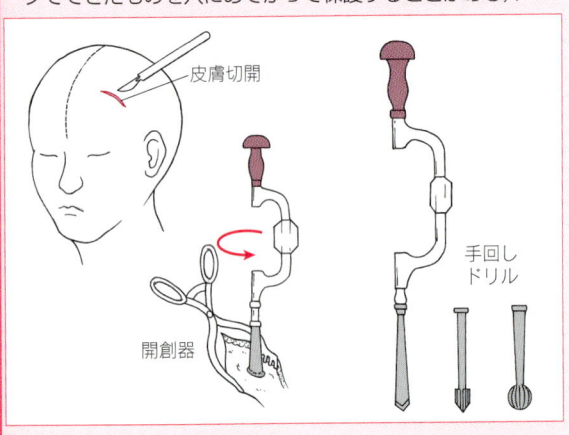

- 皮膚切開
- 開創器
- 手回しドリル

ココがポイント！ 簡単そうに思われるが術野からは見えない部分が多く，意外に難しい手術である

外科的治療
開頭術

目的
- 大きな脳腫瘍の摘出など，ある程度の範囲の頭蓋骨を開けて，脳を直接さわるため．

適応
- 脳動脈瘤クリッピング
- 腫瘍摘出術など

方法
①開けたい頭蓋骨の範囲に見合った皮膚を切開して皮膚（＋筋肉）を翻転（めくってひっくり返す）．
②いくつかのバーホール（小さな穴）をドリルで開ける．
③頭蓋骨の裏面に張り付いている硬膜を頭蓋骨からはがす．
④専用の骨鋸（のこぎり）でバーホールとバーホールをつなげて切り，全周が切れたら骨を取り外す．
⑤露出された硬膜を切開して脳の表面を露出し，必要な操作に移る．
※開頭される範囲は決まっていないので場所はさまざま．
⑥手術操作が終わったら，開頭時に外した骨を還納する（骨の固定には大体チタン製のプレートを用いることが多い）．

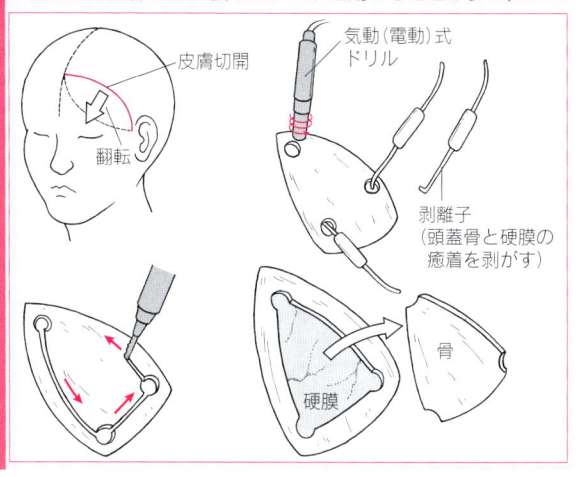

皮膚切開
翻転
気動（電動）式ドリル
剥離子（頭蓋骨と硬膜の癒着を剥がす）
硬膜
骨

ココがポイント！ 脳の手術をするためにどうやって開頭するのかを理解することは看護をする意味でも大切！

■外科的治療
開頭血腫除去術

目的
- 血腫の圧迫によって脅かされる生命予後の改善や神経症状の早期改善.

適応
- 血腫が一定量以上大きく, 保存的加療では生命予後が危ぶまれる患者. また, 血腫の圧迫により神経症状の改善に時間がかかると強く予想される患者.

方法
- 全身麻酔下で行う（内視鏡的手術は原則的に局所麻酔）.
① 血腫に近い部分を必要なだけ開頭する.
② 脳表に穿破している場合にはその部分から, 穿破していない場合は, 最も脳表に近く, 重要な脳神経機能を保持しない部分の脳表に小さな穴を開け, 血腫を吸引除去する. 出血部分は電気的に凝固止血する.
③ 開頭した際の頭蓋骨を還納する.
※皮質下出血は高血圧以外の原因でも発症することがあるため, 出血源の確定を目的に開頭による血腫除去が行われることが多い.
※現在, 内視鏡を用いた血腫除去術も広く行われている. 比較的どの部位の出血であっても血腫を除去することが可能である. 侵襲も少なく血腫を除去することができるが, 手技に習熟する術者によって行われる必要がある.

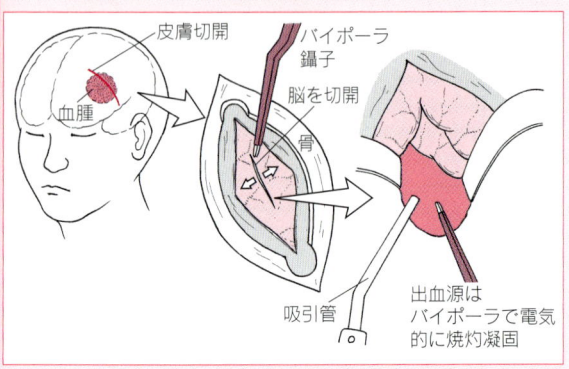

皮膚切開
血腫
バイポーラ鑷子
脳を切開
骨
吸引管
出血源はバイポーラで電気的に焼灼凝固

ココがポイント！ 予後を変えないが早期回復が望めるため, リハビリにスムーズにつなぐことができる！

■外科的治療
開頭腫瘍摘出術 〈全身麻酔〉

目的
- 腫瘍摘出による神経症状の改善，症状悪化の予防．
- 腫瘍全摘出による完治．

適応
- **良性腫瘍**：比較的大きく，腫瘍が存在することによる症状をもつか，もしくは放置することによって近い将来に神経所見を呈する可能性のある患者．
- **悪性腫瘍**：画像所見などで悪性脳腫瘍が疑われたものは基本的には摘出術の適応となるが，外科的に摘出が困難な場合は除外される（転移性脳腫瘍は基本的には悪性脳腫瘍に準ずる）．

方法
全身麻酔下で行う．
①腫瘍を摘出するのに適切な開頭範囲を決める（腫瘍が存在する場所によって開頭部位は異なるため，「どこ」と決まっているわけではない）．
②①に必要な皮膚切開を行う．
③開頭術を用い，決めた範囲を開頭する．
④硬膜を切開し，腫瘍を可及的に摘出する．できるだけ周囲の脳には侵襲が少ないように剥離，切離する．
⑤止血を確認し閉創する．

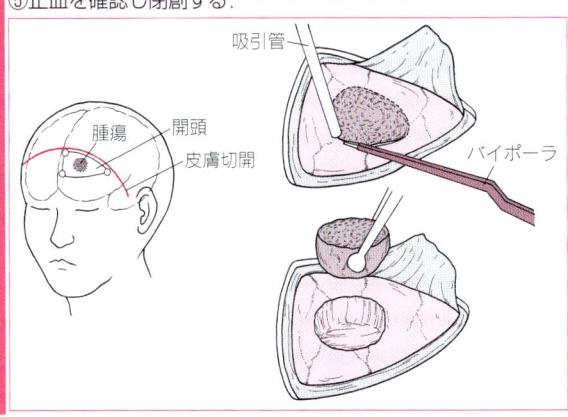

ココがポイント！ 腫瘍の種類や場所によって同じ腫瘍摘出術であっても手術手技や治療方針は大きく異なる

■外科的治療
減圧開頭術

目的
- 脳浮腫や脳腫脹による頭蓋内圧亢進症状の改善.

適応
- 脳浮腫や脳腫脹(脳梗塞,脳挫傷などによる)により頭蓋内圧が亢進し,生命機能の保持が困難な患者.

方法
- 全身麻酔下で行う.
①脳浮腫・腫脹部をできるだけ取り囲むよう開頭を行う.
②硬膜を切開し,代替硬膜などでゆるく硬膜を形成する(以上までを「外減圧」という).
③②の外減圧のみで不十分な場合は,すでに梗塞,挫傷などで機能していない部分の脳を取り除き,さらに減圧を加える(「内減圧」).
④骨を戻さずに閉創する.

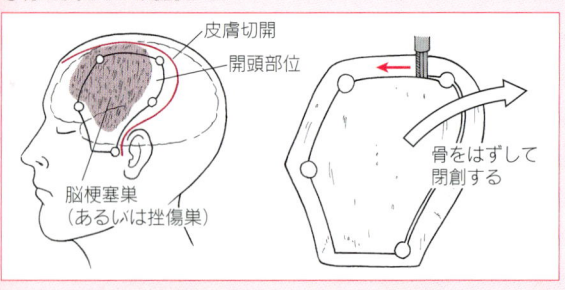

皮膚切開
開頭部位
脳梗塞巣(あるいは挫傷巣)
骨をはずして閉創する

ココがポイント！ 減圧開頭術の目的は救命.開頭することによって症状が改善するものではない

■外科的治療
髄液ドレナージ（脳室ドレナージ）

目的
- 急性水頭症による頭蓋内圧亢進症状の改善．

適応
- 出血，腫瘍などにより髄液の流通障害が生じ，急激に水頭症を生じた患者（後頭蓋窩に病変をもつ場合は慎重な適応を要する）．

方法
【前角穿刺】
①前頭部（よく用いられる穿刺点は冠状縫合前方5cm，外側に5cmの点）に穿頭（骨に小さな穴を開ける）．
②脳室を仮想して脳室ドレーン（シリコン製などの細いチューブ）を刺入して脳室内に留置する．
③ドレーンを固定して閉創する．
※髄液の流通を改善させる方法としては内視鏡的な第三脳室底開窓術も存在する．

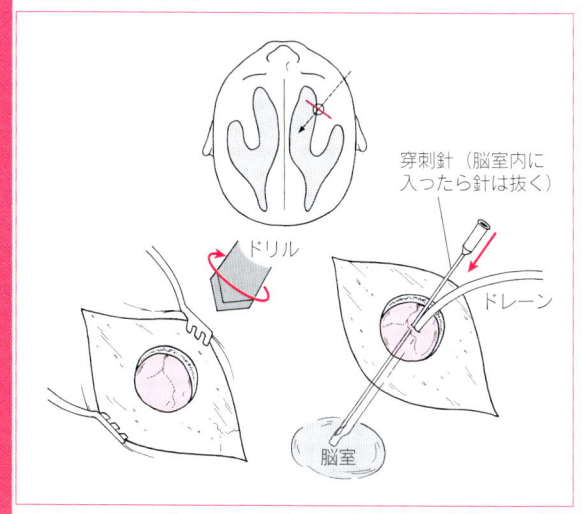

穿刺針（脳室内に入ったら針は抜く）
ドリル
ドレーン
脳室

これはダメ！ 後頭蓋窩に占拠性病変がある場合には，手術によって生命の危機に及ぶことがあり原則禁忌！

■外科的治療
開頭脳動脈瘤クリッピング

目的	●未破裂脳動脈瘤破裂によって生じるくも膜下出血の予防. ●脳動脈瘤が破裂して生じたくも膜下出血患者のさらなる動脈瘤からの再出血を予防することによる生命予後の改善.

適応	●未破裂脳動脈瘤をもつ患者で,動脈瘤がある一定以上大きく,手術治療を希望した場合. ●くも膜下出血による神経症状が既に致死的ではなく,手術によって改善が期待される場合.

方法	●全身麻酔下で行う. ①脳動脈瘤に接近するのに最もよい場所を必要なだけ開頭する(くも膜下出血の例では大きめに開頭することが多い). ②脳の間を剥離して動脈瘤を同定する. ③動脈瘤の頸部にクリップをかけて閉鎖する. ※クリップによる動脈瘤の閉鎖が困難なときは動脈瘤を被包する「ラッピング」,動脈瘤前後の動脈を同時に閉鎖する「トラッピング」などといった方法がとられることがある. ※くも膜下出血に対するクリッピングの場合,開頭後に脳室ドレーンを留置,閉創前に脳槽ドレーンの留置を行う.

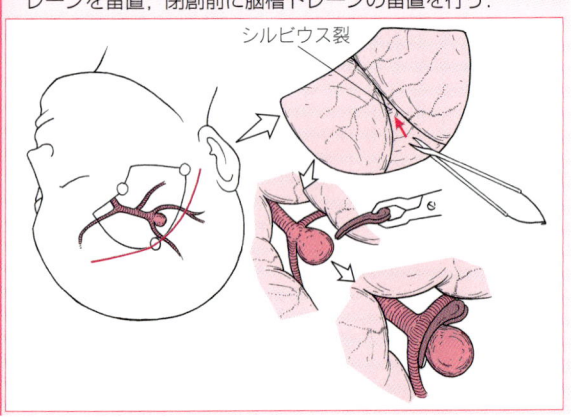

シルビウス裂

ココがポイント! 手術の意味はあくまでも(再)出血の予防のみであるということを理解しておく

MEMO

ドレーン管理について

　くも膜下出血術後には創部の出血・皮下に溜まる滲出液の排出を目的としない特殊なドレーンが留置されることがある．一般的に「脳槽灌流法」を目的としたドレーンには以下の3種類がある．

脳室ドレーン：手術中には脳圧のコントロールに用いる．脳槽灌流中は髄液循環に従って脳槽灌流液（ウロキナーゼなどを混じた溶液）を滴下注入する．原理的には脳室圧に打ち勝つ高さからの滴下を行うが，異常な高圧や圧を無視した従量の滴下（輸液ポンプを使用する）は行ってはならない．

脳槽ドレーン：主に排液を目的とする．髄液循環を考えると下流に位置する．

硬膜外ドレーン：一般的に開創部の出血や滲出液の閉創後の排液を目的とするが，脳槽灌流法において最下流の排液ドレーンとして使用されることもある．

※脳槽ドレーン，硬膜外ドレーンはいずれも脳室圧とほぼ同等かごく軽度高めに設定することが多い（ドレーンの高さは病状や流量によって可変であり，固定ではない）．

　こうしたドレーンはすべて頭蓋内に納まっていることから，高さの設定を誤っただけで大きな事故につながることを十分に銘記しておく必要がある．ドレーンを留置された患者を移動させたり頭の高さを変えたりするときは，すべてのドレーンをいったんはクランプするくらいの慎重さをもって対応する．

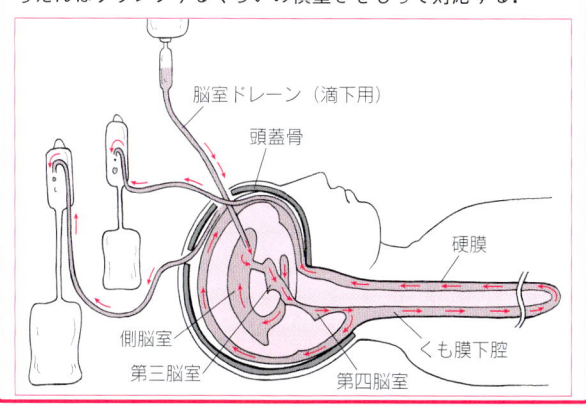

■外科的治療
血行再建術（バイパス術）

目的
- 虚血症状の改善，重篤な虚血性病変の発生を予防．

適応
- 安静時の脳血流量の低下，負荷時の脳血流量の増加などがある，厳密に決められた基準値を下回る患者．
- 血行動態が不安定で，虚血症状がたびたび生じる患者．

方法
- 全身麻酔下で行う．

【浅側頭動脈(STA)―中大脳動脈（MCA）吻合術の例】

①耳前方に位置する浅側頭動脈を温存するような皮膚切開を行う．浅側頭動脈を皮下から分離させ，血管の直上を切開する方法と開頭部分をカバーする皮膚切開を行って翻転した皮弁から血管を剥離する方法がある．

②筋肉を骨弁から剥離する．筋肉は血管を中心として観音開きに開く方法と，血管の基部を狭窄させないように通常通りに翻転する方法がある．

③開頭し，硬膜を切開する．脳表を観察して良好なレシピエントを探す．

④くも膜を切り，レシピエントを吻合しやすいように整える．

⑤開頭時に採取しておいたSTAの断端をMCAの側壁に縫合吻合する．

⑥止血を確認して骨弁を戻す．

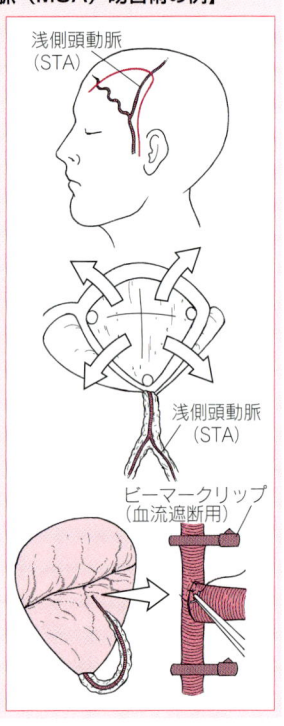

浅側頭動脈 (STA)

浅側頭動脈 (STA)

ビーマークリップ（血流遮断用）

ココがポイント！ 皮膚切開部の血流が低下し，創部癒合不全を起こすことがまれにある

外科的治療
頸動脈内膜剥離術

目的
- 頸部内頸動脈狭窄に伴う虚血症状の改善.

適応
- 無症候性では狭窄率が高く,今後,重篤な脳梗塞をきたす可能性が高いもの,症候性(一度でも虚血症状をきたしたことがあるもの)では一定の狭窄率があり,施設成績として十分良好であるものを,厳密な基準のもとに判断.
- 狭窄部位の性状により,近い将来,脳梗塞が高頻度に起こりうると判断されるもの,狭窄が血行動態の不安定さを引き起こしていると判断された場合.

方法
- 原則的には全身麻酔下で行う.
① 狭窄している側の頸部を開くように頭を旋回,伸展させ,馬蹄頭台に固定する.
② 胸鎖乳突筋の前縁から深部に疎な組織を剥離していくと頸動脈にいたる.
③ 総頸動脈,外頸動脈,内頸動脈が十分に観察できるように周囲の神経などを痛めないように剥離する.
④ まず,試験的に血行を途絶させ,内膜を剥離している最中に重篤な虚血を生じる可能性が低いことを確認する.遮断することによって脳に重篤な虚血が生じると考えられるときは術中にシャントを用いることがある.
⑤ 総頸動脈,内頸動脈,外頸動脈を遮断.総頸動脈から内頸動脈までの必要な部分を切開して内膜を剥離する.
⑥ 十分に剥離したら縫合閉鎖する.
⑦ 脳梗塞を引き起こす可能性のある空気,ごみなどが脳に飛ばない順序で血管を開放する.
⑧ 止血を確認し閉創する.
  図は次頁参照.

> **ココがポイント!** 術後の過灌流は死の転帰をとることもあり,注意が必要.最近では血管内ステントも行われる

■外科的治療
三叉神経痛手術／顔面痙攣手術

目的
- **三叉神経痛**：三叉神経痛の改善．
- **顔面痙攣**：顔面痙攣の改善．

適応
- いずれも担当する神経が血管に圧迫されていることによって生じる．したがって，三叉神経痛，顔面痙攣がそれぞれ症状として典型的で，画像上血管の神経への圧迫がある程度確定的と判断された患者．

方法
① 側臥位で頭部を固定（症状側を上にする）．
② 三叉神経痛は耳介の後方，顔面痙攣は耳介後方よりやや下に皮膚切開を行う．
③ 必要範囲を開頭する．
④ 脳ベラで小脳を軽くよけ，神経と血管を確認する．
⑤ 癒着しているくも膜などを切離し，血管を遊離する．
⑥ 神経に接触しないところに専用の素材を使って固定する（テフロン，スポンジ，生体のりなど）．
⑦ 閉頭し，閉創する．p.163参照．

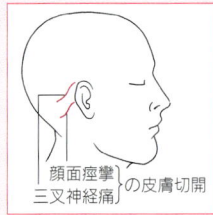

顔面痙攣／三叉神経痛の皮膚切開

> **ココがポイント！** 治療効果が非常に高く，これらの疾患に対する唯一の根治的治療法

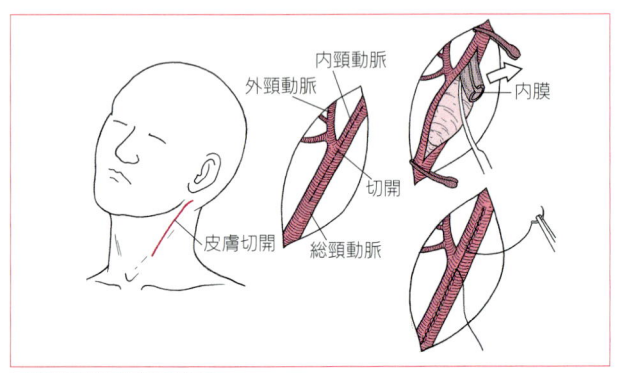

■頸動脈内膜剥離術の模式図

●外科的治療の看護のポイント

術前
- 術前の全身状態の観察・管理.
- 術前オリエンテーション(手術必要物品,手術前後の流れと注意点,深部静脈血栓症予防など).

術後
【術後合併症に対する注意点】
1. 後出血
- 止血の不完全な部位からの出血で,主として術野に生じる脳内血腫,急性硬膜外血腫,急性硬膜下血腫がある.
- **観察項目**
  ①**頭蓋内圧亢進症状**:頭痛,痙攣,動眼神経麻痺による散瞳,外眼筋麻痺,意識障害,呼吸障害,徐脈,血圧上昇,網膜出血.
  ②**脳ヘルニアの症状**:呼吸障害,片麻痺,下位脳神経症状,除脳硬直など.

2. 脳浮腫
- 原疾患により術前からあった浮腫が術操作により増悪して,重篤になることが多い.特に術後1週間は厳重な観察が必要となる.
- **観察項目**:後出血と同様.脳ヘルニア症状を起こした場合は,減圧開頭術が必要となることもある.
- 予防には頭部を20～30°挙上する.

3. 術後感染
- 術後感染症には,呼吸器合併症や尿路感染,創部感染,髄膜炎などがある.
- **観察項目**
  ①**創部感染**:感染の徴候として,創部の圧痛,発赤,腫脹などの局所反応や発熱,悪寒などの全身症状が現れる.処置時の無菌的操作やドレーン挿入部のガーゼ汚染に注意し,患者が創部に触れないよう注意する.
  ②**髄膜炎症状**:発熱,悪寒戦慄,意識障害,痙攣,麻痺,髄膜刺激症状(強い頭痛,悪心・嘔吐,項部硬直),ケルニッヒ徴候などを観察する.

4. 痙攣発作
- 後出血,頭蓋内圧亢進,脳浮腫,組織の酸素欠乏などによって生じる.術後数年間は起きる可能性があることを考慮し,退院後の抗痙攣薬の内服について説明する.

術後

5. 髄液漏
- 頭蓋底部の疾患や下垂体腫瘍など，手術中に副鼻腔や乳突蜂巣が開放された場合に髄液鼻漏，髄液耳漏をみることがある．
- **観察項目**
  ① **髄液鼻漏**：鼻腔から水様性の髄液が流出する．鼻汁と異なり，さらっとしていて，試験紙につけると糖が陽性となる．また，咽頭へ髄液が流れこむ場合もある．
  ② **低髄圧症状**：ベッド上安静で過ごし，安静度を医師へ報告する．
  ③ **開頭部の皮下**：髄液の貯留の有無．皮下貯留が認められれば包帯で圧迫する．
  ④ **髄膜炎症状**：前述を参照．髄液が頭蓋外と交通をもつために髄膜炎になる可能性が高く，注意が必要である．
- **生活指導**
  ① 強く鼻をかんだり，くしゃみをしたり，腹圧がかかる行為を避けるように指導する．
  ② 咽頭へのたれこみ感や鼻汁がある場合，看護師へ知らせる．
  ③ 臥床時，頭部を20〜30°挙上するように指導する．

6. その他
- 頸動脈内膜剥離術の場合は，脳血流維持と手術創の安静のためカラーを装着し，首を屈曲させないように指導する．

■血管内治療
コイル塞栓術

目的
- 動脈瘤内をプラチナコイルで満たし,正常血管との交通を遮断させて動脈瘤の破裂を防ぐ.

適応
- 未破裂脳動脈瘤の頸部が明らかで狭いもの,患者が血管内治療を希望した場合.
- 大きな動脈瘤など,開頭クリッピング術の適応が困難な場合.

方法
- 大腿部の動脈からカテーテルを入れ,透視装置を用いた2次元画面で確認しながら,手元から150cmほど先のカテーテル先端にある1cm前後の病変まで到達させる.
- カテーテルからコイルを押し出し,動脈瘤内を充填する(図1).
- 動脈瘤内でコイルを取り囲むように血栓ができて,血流を遮断する.

[合併症]
- カテーテルやガイドワイヤー,コイルが動脈瘤を穿孔して生じる出血性合併症.
- コイルによる正常血管の閉塞,塞栓形成に伴う虚血性合併症.

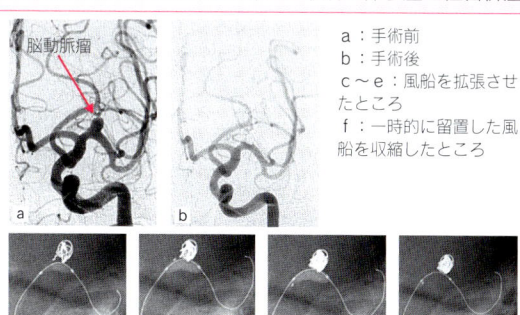

a:手術前
b:手術後
c〜e:風船を拡張させたところ
f:一時的に留置した風船を収縮したところ

■図1　左中大脳動脈動脈瘤のコイル塞栓術

ココがポイント! コイル塞栓術は開頭クリッピング術より脳実質への影響が少ないため,患者の負担が少ない!

血管内治療
ステント拡張術

目的
- カテーテルを用いて頸動脈にステントを留置させ、内頸動脈狭窄症を治療する.

適応
- 頸動脈内膜剥離術（CEA）が適応困難な場合.

方法
- 大腿部からカテーテルを入れ、内頸動脈狭窄部まで到達させる.
- 狭窄部にステントを留置した後、風船で押し広げる（図2）.

フィルタープロテクション装置

内頸動脈狭窄部位でのステントの拡張過程

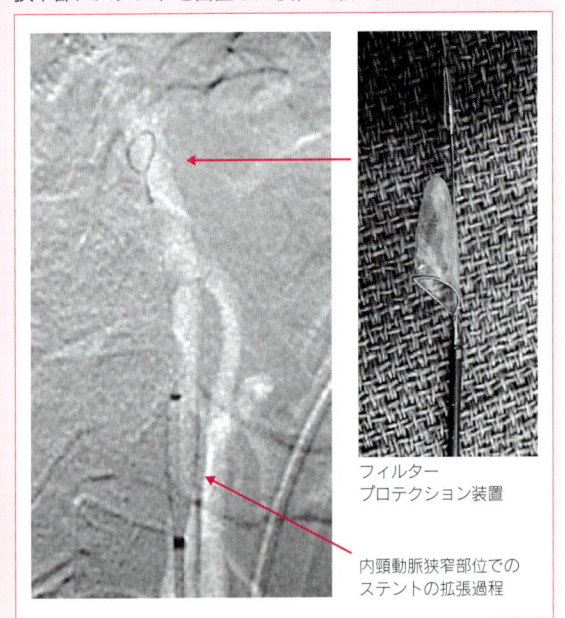

■図2　頸動脈狭窄症に対するステント拡張術

> **ココがポイント!** 脳血管への塞栓子の迷入が神経脱落症状に直結する！

方法

合併症

- 狭窄部にステントを留置して拡張した際に,頭蓋内血管への塞栓子の迷入がみられ,その際,神経脱落症状が生じる.
- 新たにできた塞栓子による脳梗塞,留置したステントによる頸静脈洞反射で生じる徐脈・低血圧*.
- 手術によって一時的に,血流調整能力を失った血管に急激な血流を再開すると「過還流症候群」を起こす場合があり,ときに脳出血をきたす.全身麻酔による脳保護のもと,意図的低血圧持続により血管反応性の回復を待つ.

MEMO
CEAからCASへ

従来,内頸動脈狭窄症に対する治療には,皮膚・動脈切開による頸動脈内膜剥離術(CEA;carotid endoarterectomy)が行われてきた.これに代わる血管内手技として,日本国内でも急速に症例数が増加しているのが,カテーテルによる頸動脈ステント留置術(CAS;carotid artery stenting)である.

MEMO
バルーンによる血流変更と塞栓回収装置

塞栓子の迷入を避けるために,一時的バルーンによる末梢側閉塞やフィルターを用いた塞栓回収装置(図2),中枢側閉塞と血流変更による機器が開発されている.

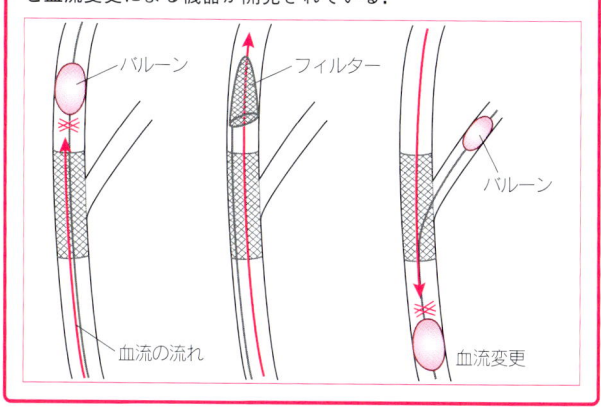

*徐脈には硫酸アトロピン投与や一時的ペーシングで対応し,低血圧には昇圧薬投与で対応する.

■血管内治療
血栓溶解療法

目的	● 脳動脈の閉塞による虚血で機能を失いつつある脳組織に血流を再開することで,脳梗塞出現の範囲を縮小する.

適応	● **t-PA静脈内血栓溶解療法**:脳梗塞発症4.5時間以内の患者に対して行う(ただし設備の整った病院でのみ*). ● **塞栓溶解術**:脳梗塞発症6時間以内の患者に対して行われる.

方法	● **t-PA静脈内血栓溶解療法**:使用する薬剤の用量,用法に従い投与する. ● **塞栓溶解術**:大腿部から経動脈的にマイクロカテーテルを塞栓近傍まで誘導し,カテーテル先端からウロキナーゼを注入して塞栓を溶解する.日本国内では一部の施設に限り施行されている.塞栓を物理的に回収する治療器具も開発されている.

[合併症]
- カテーテルから注入する線溶系活性を高める薬剤による出血性梗塞.
- カテーテルやガイドワイヤーの操作により動脈を穿孔して生じる出血性合併症.
- 急激な血流再開による脳浮腫.

●血管内治療の看護のポイント

治療前	● 医師による手術のインフォームド・コンセント後,同意書を得る.手術の流れ,準備,注意点などを説明する. ● 発症数時間以内に治療が行われるため,緊急入院や緊急治療に対する患者や家族の不安を取り除くことが大切である.ときに説明はしても同意書を得ずに検査室に行くことがあるので必ず確認する.

> **ココがポイント!** 限られた時間内に閉塞した血管を再開通させなくてはならない!

*発症から限られた時間内に迅速な一連の治療対応が可能なstroke care teamの存在が不可欠である.

治療前

- 大腿部からカテーテルを穿刺して治療を行うため，穿刺部の清潔保持と圧迫止血する際の絆創膏貼布のために除毛が必要となる．除毛の必要性を説明し，羞恥心に配慮して処置を行う．
- イソジンアレルギーやテープかぶれの有無を確認する．
- ヨード系造影剤や局所麻酔薬のアレルギーの既往があるか，喘息の既往があるか，感染症があるか，必ず確認する．多量の造影剤を使用するため，腎機能障害があるかも確認する．
- 造影剤を使用するため，手術前は経口摂取を禁止する．手術中〜後の嘔吐を防ぐため飲食制限が必要であること，いつからいつまで制限があるかなどを説明する．
- 末梢循環の確認のために，両足背動脈をマーキングする．検査中〜後には何度かこのマーキングや足先を触って観察することを説明する．
- 治療後は長時間の臥床安静が必要なため床上排泄となり，状況に応じて，尿カテーテルを留置する可能性を説明する．
- 不穏症状がある場合は穿刺部の安静を保つために一時的に抑制する可能性があることを患者本人だけでなく家族にも説明し，同意を得る．
- 緊張や不安を取り除くため，治療直前に鎮静薬を使用する場合がある．意識状態，呼吸状態，バイタルサインの変化に注意する．

治療後

- 血管内治療に伴う合併症として出血，梗塞，脳浮腫など（詳細は各治療の合併症の項を参照）が治療中から治療後に起こる可能性がある．したがって意識レベル，瞳孔不同，麻痺，視野異常，失語，痙攣，構音障害，また，悪心・嘔吐，頭痛などの症状はないか注意して観察する．
- 造影剤によるアレルギー反応⇒検査（脳血管造影）の項参照．
- 治療には，脳血管造影で使用するカテーテルよりも太いものを挿入するため，動脈血管に大きな穴が開くことになる．しっかり止血するため，穿刺部を用手圧迫後，止血用ロールなどを絆創膏で圧迫固定し，さらに砂囊を載せる．数時間は穿刺部の圧迫が緩まないよう穿刺部のある股関節や膝関節の屈曲を禁止し，臥床安静となる．長時間圧迫しすぎると神経麻痺を起こす可能性があるので痺れや下肢冷感，感覚低下などがないか注意する．

治療後

- 穿刺部周囲から出血があれば，見ためや濡れた感じで止血が不十分とわかるが，皮下・筋肉・後腹膜に出血している場合は，見ただけではわからないこともある．足背動脈の触知，皮膚温，皮膚色のほかにも下肢痛，腫脹，腹痛，顔色（貧血となるため）のほか，出血による血圧低下，頻脈，冷汗がないかなども観察する．
- 原則的には，術後翌日まで臥床安静となり，長時間の同一体位による腰背部痛を訴えることも多い．体圧のかかる部位をタオルなどを当てることによって変えたりマッサージしたりして，苦痛の緩和に努める．
- 造影剤が体外に排泄されたかどうか，尿量や尿比重を観察する．水分は十分とって，造影剤の排泄を促す（食事は医師の指示が出てからとなる）．
- 臥床安静時，排泄は床上で行う．安静解除となれば膀胱留置カテーテルは抜去するが，カテーテルの違和感が強いときには抜去して尿器を用いる．
- 患者の苦痛を考慮し，指示の時間になったら速やかに安静を解除する．一般的に絆創膏は翌日除去し，穿刺部の状態を観察する．血腫や感染の徴候がなければ，バンドエイド®などで保護する．絆創膏によるかぶれがないか，絆創膏のカスがあればベンジンやタオルできれいに拭き取る．
- 金属コイルやステントを留置した場合，異物反応がおさまる間（数週間～1か月くらい），抗血小板薬を内服することが多い．退院後に内服を中断することないよう服薬の必要性を理解してもらう．

放射線治療

目的
- 治療対象となる疾患によって目的が異なるが，手術療法や化学療法と組み合わせて，腫瘍の再発・増大や播種を予防するために用いる．さらにホルモン産生の抑制や異常血管網を閉塞するためにも用いられる．

適応

【通常の放射線治療】
- グリオーマ（神経膠腫）：摘出腔周囲に照射することで，浸潤性の強い腫瘍の再発防止．
- 髄芽腫・胚細胞腫瘍：再発や髄膜播種の防止．
- 病巣数の多い転移性脳腫瘍：脳神経症状の出現を遅らせ，QOL低下を防止．

【定位放射線治療】
- 下垂体腺腫：残存腫瘍の増大防止とホルモン過剰分泌の抑制
- 髄膜腫・聴神経腫瘍：再発と増大の防止．
- 小さくて病巣数の少ない転移性脳腫瘍：脳神経症状の出現を遅らせ，QOL低下を防止．
- 脳動静脈奇形：異常血管網の閉塞，将来起こりうる頭蓋内出血を未然に防止．

方法
- 治療対象とする疾患によって，放射線照射の範囲，照射線量，回数が決められる．通常の放射線治療では，全脳や全脳室系，拡大局所，局所などに対し，10～30回程度の分割照射を行い，定位放射線治療では，病巣に限定し，通常の放射線治療よりも強い照射線量を1回ないし数回という少ない回数で照射するのが一般的である．

【通常の放射線治療】
①CTなどによる検査を行い，放射線治療医が治療を行う範囲，照射量，回数（治療計画）を決定する．
②照射中に頭部が固定されるように，患者ごとに頭部や顔面を覆うプラスチック製のマスク（シェル）を作製する．
③治療計画が作成されたら，それに沿って原則的には毎日，数分間程度ずつ，放射線照射を行う．

【定位放射線治療（ガンマナイフ）】
- 治療装置によって，頭部の固定方法や分割回数などが若干異

方法

なるが、ここでは代表的な方法の一つであるガンマナイフ治療について述べる。

- ガンマナイフ治療は1日で照射が完了するため、治療に要する期間は1日のみで、日帰りないし2～3日の入院で行われる。

①まず治療当日に、局所麻酔下で金属製のフレームを頭部に装着し（図1）、その後、必要に応じて、頭部MRIや頭部CT、脳血管造影などの検査を行う。

②これらの画像情報をもとに治療計画を作成し、虫眼鏡で点を焦がすようにコンピュータ制御で多くのポイントから対象に向けて照射を行う。治療に要する時間は、病巣の数や大きさによって異なるが、概ね30分から数時間程度である。

③照射後、フレームを頭部からはずして治療は終了する。

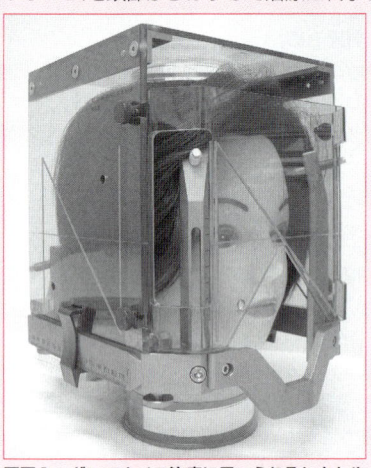

■図1　ガンマナイフ治療に用いられるレクセルフレーム

ココがポイント！ ひとくちに放射線治療といっても、疾患や照射法により看護のポイントが異なることに注意！

●放射線治療の看護のポイント

治療前
1. インフォームド・コンセント
- 医師からの患者への病名告知の有無を踏まえたうえで,放射線治療の原理や方法,副作用についての説明を行う.

2. 患者の健康管理
- 体力を維持させることに努め,喫煙を禁止し,刺激物の摂取を避けるように説明する.

治療後
1. 頭蓋内圧亢進症状
- 照射開始初期1～3日は,脳浮腫による頭蓋内圧亢進症状(意識障害,頭痛,悪心など)に注意して観察し,症状出現時は医師へ報告する.

2. 放射線宿酔
- 胸やけ,悪心,倦怠感,食欲低下などが起こりうるため,食事の工夫をし,体力の温存に努める.

3. 血液障害
- 骨髄抑制に基づく造血機能,免疫力の低下が生じる.血液データを把握し,白血球減少時は感染予防の手技(手洗いやうがいの徹底,マスク着用など)を説明し,感染徴候の観察に努める.

4. 皮膚障害
- 脱毛,びらん,皮膚発赤,手術創感染などが生じやすい.皮膚障害を観察し,刺激を避け,皮膚を清潔に保つことが大切である.また,ボディーイメージの混乱に対する精神的援助が必要となる.

化学療法

目的
- 外科手術や放射線治療による局所治療の効果を多少なりとも増加させ，腫瘍の再発予防を図ることにある．化学療法のみで根治させることは難しい．

適応
- 悪性神経膠腫（グリオーマ）（退形成性星細胞腫〈WHOグレード3〉および膠芽腫〈WHOグレード4〉）
- 退形成性乏突起細胞神経膠腫
- 中枢神経系原発悪性リンパ腫
- 胚細胞性腫瘍

方法

1. 抗癌剤の選択
- 病理診断をもとに決定するが，近年の傾向として，抗癌剤の感受性試験やヘテロ接合性消失（LOH）解析などの結果を考慮する[*1]．

2. 医療チームによる化学療法の実施
- 医療安全の立場から，医師や看護師，薬剤師を含んだ医療チームを編成し，プロトコール実施手順などを標準化する必要がある．
- 医療チーム内で相互に連絡を密にとり，患者の年齢や身長，体重，日常生活動作の状況，肝臓・腎臓などの主要臓器機能などの情報を共有したうえで，抗癌剤投与量や投与方法などについては必ずダブルチェックのもと行う．
- 病院で行われるすべての化学療法のプロトコールは公開され，常に正しく実施されていることを確認しあうことが重要である．
- 起こりうる有害事象を予測し，発症早期で適切に対処できるよう対策を練っておく．骨髄抑制などの短期，中長期の合併症を注意深く観察することはもちろん，国際的評価基準（有害事象共通用語規準；National Cancer Institute-

> **ココがポイント！** 医療チーム各人が，データを定期的に確認し，合併症の予防策を早期に行うことが大切である！

[*1] 退形成性乏突起細胞神経膠腫では1p，19qLOHがある例に対してPAV療法が特に有効であることが知られている．

方法 Common Toxicity Criteria）に基づいて継続的に評価し，次回投与時に投与量減量などの対処を検討する．

【悪性グリオーマ（退形成性星細胞腫〈WHOグレード3〉および膠芽腫〈WHOグレード4〉）】

- **初期治療（放射線治療と併用）**：TMZ（テモダール®：経口抗腫瘍薬〈カプセル〉）1回75mg/m²（体表面積）を1日1回連日42日間経口内服し，4週間休薬．
- **維持療法**[*2]**（再発時を含む）**：TMZ 1回150mg/m²を1日1回連日5日間経口内服し，23日間休薬する（この28日間を1クールとし，次のクールでは1回200mg/m²に増量することができる）．

【退形成性乏突起細胞神経膠腫】

- 1p，19qLOH（左頁参照）が認められる例ではPAV療法を行い，放射線治療は局所に60Gyを照射する．

■PAV療法（Procarbazine, ACNU, Vincristine）

Day1…ACNU（ニドラン®）80mg/m²
Day2～15…塩酸プロカルバジン（カプセル）100mg/m² 3×内服（通常は150mg 3×となる）
Day8, 15…VCR（オンコビン®）1mg/m²

予測される有害事象：VCRによる末梢神経障害，錯乱，イレウス，抗利尿ホルモン不適合分泌症候群（SIADH）など．

【中枢神経系原発悪性リンパ腫】

- MTX（メソトレキセート®）大量療法を通常3クール先行して行い，その後，放射線治療を行う．

MEMO

悪性グリオーマに対する標準的治療

わが国では，悪性グリオーマに対し初期治療として術後早期（遅くとも3週以内）にACNUを中心とした化学療法と局所に放射線照射60Gy/30fr（1日2Gyを30回に分割して照射）を行う放射線治療の併用療法が広く採用されている．悪性グリオーマの化学療法プロトコールとしては，ACNUにVCRやVP-16（エトポシド）などを追加する方法もあるがこれまでのところ相乗効果は認められていない．同様にCDDP（シスプラチン）を用いるプロトコールもあるが，標準的治療とはいえない．

---

*2 維持療法：放射線・化学療法終了後に化学療法のみを継続して行う治療法．

方法
- MTX投与量：3.5g/m² Day1，3時間で静注．急速に輸液するため脳浮腫増悪に注意が必要．
- 24時間後からホリナートカルシウム（ロイコボリン®）救援を行う．輸液による尿量（100mL/時）と尿のアルカリ化の維持が必要．ロイコボリン®は60mg/30minを3時間ごと8回投与．アセタゾラミド（ダイアモックス®）125mgを12時間ごと投与．尿のpHが7.5以下で炭酸水素ナトリウム（メイロン®）を投与する．

予測される有害事象：腎障害，肝障害，間質性肺炎，骨髄抑制など．

【胚細胞性腫瘍】
- 胚細胞腫で腫瘍直径2cm以下はCARB-VP療法，2cm以上はICE療法を行う．化学療法を先行させ，その後，全脳室照射24Gyを行う．維持療法は行わない．胚細胞腫以外の構成要素を含む腫瘍では全脳室照射30Gyに局所20Gyを追加し，維持療法を8コースまで行ったり，残存腫瘍を摘出したりすることがある．

■CARB-VP療法
Day1…カルボプラチン（パラプラチン®）450mg/m²
Day1〜3…VP-16(エトポシド；ラステット®)150mg/m²
3〜4週ごとに3クールまで

予測される有害事象：カルボプラチンによる骨髄抑制．

■ICE療法
Day1〜5…IFM（イホスファミド；イホマイド®）900mg/m²
Day1〜5…CDDP（シスプラチン；ランダ®, ブリプラチン®）20mg/m²
Day1〜5…VP-16(エトポシド；ラステット®)60mg/m²

MEMO

併用する放射線は60Gy or 80Gy？

悪性グリオーマに対してACNUとVCRを主に用いて局所に80Gyを照射するという方法もある．晩発性放射線障害の頻度も増加するが，60Gy照射と比較して良好な成績を得ている．しかし，今後標準的治療となるためには無作為化比較対象試験の結果を待たねばならない．

方法

> 注意
> - CDDPは光で分解するため直射日光を避ける．VP-16はポリ塩化ビニル製点滴セットを用いると可塑剤であるDEHP（フタル酸ジ-2-エチルヘキシル）が溶出するため避ける．
>
> **予測される有害事象**：IFMによる出血性膀胱炎，CDDPによる腎障害．

●化学療法の看護のポイント

治療前
- 用いられる抗癌剤によって副作用が異なる．想定される副作用とその対処の仕方を理解しておく．
- 抗癌剤投与前は，点滴ラインが確実に血管内に挿入されているか確認を行い，投与中・投与後も十分に皮膚状態を観察する必要がある．

治療後

1. 漏出性皮膚障害
- 抗癌剤が血管外へ漏れた場合は，医師の指示に従い，患部冷罨法，アクリノール湿布，ステロイド・局所麻酔薬の局所注射などを行って対処する．

2. 悪心・嘔吐
- 制吐薬の投与，食事・体位の工夫を行う．

3. 骨髄抑制
- 投与後10〜14日頃に出現することが多いため，経時的に検査データをチェックする．白血球減少時は易感染状態となるため，感染徴候の観察とともに，患者に感染予防の手技（手洗いやうがい，マスクの着用など）を説明する．また，貧血症状，出血傾向にも注意して観察を行う．

4. 脱毛
- 環境を整え，ボディーイメージの混乱に対する精神的援助が必要となる．

> **MEMO**
>
> ### TMZ（temozolomide）臨床試験
>
> 　最近，欧米諸国では悪性グリオーマに対してTMZ（テモダール®）の臨床試験が行われ，良好な結果が出ている．TMZは内服薬でACNUなどの注射剤と比べ有害事象も少ない．わが国でも承認されたので，今後広く用いられる可能性がある．

薬物療法

● 薬剤ごとに，適応や用量，禁忌，副作用などを解説する．

■ 浸透圧利尿薬

《グリセオール®》

適応 頭蓋内圧亢進，頭蓋内浮腫

用量 1日200〜500mL（1日1〜2回），点滴静注

禁忌 先天性のグリセリン・果糖代謝異常症，成人発症Ⅱ型シトルリン血症

注意 血糖値や血中乳酸値を測定し，糖新生の異常がないことを確認すること

副作用 乳酸アシドーシス，低カリウム血症，高ナトリウム血症，非ケトン性高浸透圧高血糖，血尿

《D-マンニトール（20%マンニットール®）》

適応 脳圧降下および脳容積縮小を必要とする場合

用量 1回1〜3g（5〜15mL）/kg（1日200gまで）点滴静注（点滴速度100mL/3〜10分）

禁忌 急性頭蓋内血腫（頭蓋内圧降下により再出血のおそれがある）

注意 脱水状態，腎機能低下の患者には慎重に投与．2回投与しても尿量が十分でないときは中止

副作用 急性腎不全，代謝性アシドーシス，高カリウム血症，低ナトリウム血症

■ 抗血小板薬

《アスピリン（バイアスピリン®）》

適応 虚血性脳血管障害（一過性脳虚血発作），脳梗塞，心筋梗塞

用量 1日100mg 分1．症状により300mgまで増量可

これはダメ！ ジアゼパムなど呼吸抑制を伴う薬剤は，緩徐に投与して経過観察を怠ってはならない！

[禁忌] 消化性潰瘍，出血傾向，重篤な血液異常，アスピリン喘息，出産予定日12週以内の妊婦
[注意] 手術，抜歯などを控えた患者は1週間前より服薬を中止させておく
[副作用] 出血（脳出血，眼底出血），皮膚粘膜眼症候群，再生不良性貧血，喘息発作の誘発

《塩酸チクロピジン（パナルジン®）》

[適応] 虚血性脳血管障害（特にアテローム血栓性梗塞の発症再発予防），くも膜下出血術後の脳血管攣縮に伴う血流障害の改善
[用量] 1日200mg 分1〜2（投与開始2か月間は定期的な血液検査が必須）
[禁忌] 血栓性血小板減少性紫斑病，無顆粒球症，重篤な肝障害，出血
[注意] 効果が現れるまでに数日を要する．迅速な対応が必要な場合はアスピリンから開始すべき
[副作用] 血栓性血小板減少性紫斑病，無顆粒球症，肝障害

《シロスタゾール（プレタール®）》

[適応] 虚血性脳血管障害（特にラクナ梗塞や主幹動脈狭窄に伴う脳梗塞の再発予防）
[用量] 50mgあるいは100mg（1錠＝50mg）を1日2回朝夕から開始．動悸，頻脈，頭痛がなければ約1週間後に増量，200mg（4錠1日2回）まで
[禁忌] もともと頻脈がある患者，狭心症，出血，重篤な肝・腎障害，グレープフルーツ
[注意] 用量を200mgから開始すると頭痛を生ずる可能性が高くなる．また，狭心症や不整脈をもつ患者にも頻脈を生ずる可能性がある
[副作用] 出血，頭痛，頻脈，動悸，肝・腎障害

《硫酸クロピドグレル（プラビックス®）》

[適応] 虚血性脳血管障害（特に頭蓋外頸動脈狭窄や主幹動脈狭窄例）
[用量] 1日75mg 分1

禁忌 塩酸チクロピジンに準ずる
　　　注意 塩酸チクロピジンと併用禁忌
　　　副作用 塩酸チクロピジンに準ずる
　　　ポイント 比較的最近認可された新しい内服薬．スーパーチクロ
　　　ピジンともいわれ，将来的に，パナルジン®を処方されてい
　　　た患者はプラビックス®に移行していくものと考えられる

■ 抗凝固薬

《ワルファリンカリウム（ワーファリン®）》
　　　適応 血栓塞栓症（脳塞栓症，肺塞栓症，心筋梗塞症）の治療
　　　および予防
　　　特徴 ビタミンK依存性凝固因子（Ⅱ，Ⅶ，Ⅸ，Ⅹ因子）の産
　　　生を阻害し抗凝固作用を示す．INR（international normalized ratio）1.6〜2.8を目標
　　　用量 初回2〜4mg．１両日凝固能が治療域に入ったのを確
　　　認して1〜5mg　分1で維持
　　　禁忌 出血，肝障害，腎障害，中枢神経系手術後日の浅い患者，
　　　妊婦
　　　注意 テオフィリン，フェニトイン，ワーファリン®の血中濃
　　　度を上昇させる
　　　慎重投与 慢性アルコール中毒，精神病，非協力的患者
　　　副作用 出血（特にINRの値が3以上で多くなる），皮膚壊死，
　　　肝障害，消化器症状，脱毛

《t-PA（アルテプラーゼ；アクチバシン®）》
　　　適応 発症から3時間以内に禁忌事項を除外できる脳梗塞例で
　　　インフォームド・コンセント取得後に投与する
　　　用量 0.6mg/kg（34.5万IU/kg）の10%を静注し，残り
　　　90%を1時間で点滴投与
　　　禁忌 3か月以内の頭蓋内出血既往，くも膜下出血，21日以
　　　内の消化管出血，血小板10万/mm^{3}以下
　　　注意 日本脳卒中学会施設基準を満足する施設で本剤使用のた
　　　めの講習会受講証を有する者が行う
　　　慎重投与 75歳以上，NIHSS（NIH Stroke Scale）スコア
　　　23以上，またはJCS100以上の重症例，高血圧，高血糖
　　　副作用 出血（出血性脳梗塞，消化管出血，肺や膀胱などの臓器

出血),血圧低下,発熱

■ ホルモン剤

《プレドニゾロン(プレドニン®)》
[適応] 脳浮腫,髄液循環障害による頭蓋内圧亢進症状
[用量] 1回20〜30mg(1日1〜2回)点滴静注
[禁忌] 真菌症,消化性潰瘍,結核性疾患,血栓症,緑内障,高血圧症,後嚢白内障,電解質異常
[注意] 悪性リンパ腫では副腎皮質ホルモンはその抗腫瘍効果により組織診断を困難にする
[副作用] 感染の増悪,糖尿病,消化管出血,膵炎,精神変調,心筋梗塞,血栓症,多毛,白血球増多

《ヒドロコルチゾン(水溶性ハイドロコートン®)》
[適応] 外科的ショック
[用量] 1回100〜1000mgを静注.1日1回から数回
[禁忌] 真菌症,急性心筋梗塞(心破裂の報告)
[副作用] 感染増悪,骨粗鬆症,緑内障,大腿骨頭無菌性壊死,精神変調,後嚢白内障,消化性潰瘍

《メシル酸ブロモクリプチン(パーロデル®)》
[適応] 乳汁漏出症,高プロラクチン血性下垂体腺腫(手術適応のないもの)
[用量] 1日2.5g 分1(症状をみながら7.5mgまで増量可能)
[禁忌] 本剤過敏症,妊娠中毒症,産褥期高血圧
[副作用] 悪性症候群,ショック,幻覚,せん妄,肝障害,十二指腸潰瘍,めまい,悪心,嘔吐,脱毛,痺れ

《酢酸オクトレオチド(サンドスタチン®)》
[適応] 術後あるいは手術困難な下垂体性巨人症で成長ホルモン,ソマトメジンC分泌過剰の改善
[用量] 1日100または150μg 分2〜3.皮下注射
[禁忌] 本剤過敏症
[副作用] ショック,徐脈,悪心,嘔吐,肝障害,胆石(長期投与例),脱毛,疲労,頭痛,注射部疼痛

■ 片頭痛薬

《ゾルミトリプタン(ゾーミッグ®)》
[適応] 片頭痛
[用量] 1回2.5mgを片頭痛時に内服
[禁忌] 虚血性心疾患,脳血管障害,末梢血管障害,エルゴタミン系薬内服中,MAO阻害薬内服中
[副作用] 不整脈,狭心症,過敏症,悪心,傾眠,筋肉痛

《スマトリプタン(イミグラン®)》
[適応] 片頭痛
[用量] 1回50mgを片頭痛時に内服(効果不十分の場合は次回発作時より100mgを経口可能)
[禁忌] 虚血性心疾患,脳血管障害,末梢血管障害,エルゴタミン系薬内服中,MAO阻害薬内服中
[副作用] 不整脈,狭心症,過敏症,てんかん様発作,眠気,肝障害,痛み,熱感,脱力感

■ 抗てんかん薬・抗痙攣薬

《バルプロ酸ナトリウム(デパケン®)》
[適応] てんかん(小発作,焦点発作,精神運動発作,混合発作),てんかんに伴う性格行動障害
[用量] 1日400〜1200mg 分2〜3(徐放剤は分1〜2)
[禁忌] 重篤な肝障害,カルバペネム系抗生物質,尿素サイクル異常症
[注意] 妊婦は原則禁忌(二分脊椎,心室中隔欠損などの奇形が起こる可能性あり)
[副作用] 肝障害,高アンモニア血症による意識障害,汎血球減少,脳萎縮,パーキンソン様症状

《カルバマゼピン(テグレトール®)》
[適応] てんかん(精神運動発作の第一選択薬,欠神発作には無効),躁うつ病の躁状態,三叉神経痛
[用量] 当初は1日200〜400mg 分1〜2.至適効果得られるまで増量可(通常1日600mg)
[禁忌] 三環系抗うつ薬過敏症,重篤な血液障害,第2度以上の

房室ブロック，50拍/分未満の徐脈
[副作用] 汎血球減少，皮膚粘膜眼症候群，急性腎不全，間質性肺炎，血栓塞栓症，うっ血性心不全など

《フェニトイン（アレビアチン®）》

[適応] てんかん（大発作，部分発作に有効，欠神発作〈小発作〉，ミオクロニー発作には無効）
[用量] 1日200〜300mg（4〜5mg/kg）　分2〜3
[禁忌] 洞性徐脈，高度の刺激伝導障害
[副作用] 過敏症，肝障害，注視方向性眼振，小脳失調，意識障害，歯肉腫脹，顔貌変化，多毛症

《フェノバルビタール（フェノバール®）》

[適応] てんかん（大発作，焦点発作，精神運動発作），不眠症
[用量] 1日30〜200mg　分1〜4
[禁忌] 本剤過敏症，急性間欠性ポルフィリン症，ジスルフィラムまたはシアナミド投与中
[副作用] 皮膚粘膜眼症候群，顆粒球減少，肝障害，眠気，頭痛

《ゾニサミド（エクセグラン®）》

[適応] ほかの抗てんかん薬で治療困難な部分てんかん（単純部分発作，精神運動発作）および大発作（ほかの抗てんかん薬〈フェニトイン，バルプロ酸ナトリウム，カルバマゼピン〉と併用時に血中濃度上昇に注意）
[用量] 1日100〜200mg　分1〜3．以後1〜2週ごとに増量し通常1日200〜400mg
[禁忌] 本剤過敏症
[副作用] 昏睡，ミオクローヌス，皮膚粘膜眼症候群，無顆粒球症，急性腎不全，肝障害，黄疸

《クロバザム（マイスタン®）》

[適応] ほかの抗てんかん薬で十分な効果が得られない部分発作，強直発作，ミオクロニー
[用量] 1日10mgより開始し，症状に応じて増量．維持量は1日10〜30mg　分1〜3（最高40mgまで）
[禁忌] 過敏症，急性狭隅角緑内障，重症筋無力症

[副作用] 眠気,情動不安,ふらつき,めまい,ぼんやり感,依存性,肝障害,白血球減少

■ 向精神薬

《塩酸パロキセチン水和物(パキシル®)》
[適応] うつ状態,パニック状態
[用量] 1日20〜40mg 分1(初回は1日10〜20mgより開始し1週間ごとに10mg追加する)
[禁忌] 本剤過敏症,MAO阻害薬内服中,塩酸チオリダジン内服中
[副作用] セロトニン症候群(錯乱,発汗,ミオクローヌス),悪性症候群,肝不全,傾眠,悪心,頻脈

《エチゾラム(デパス®)》
[適応] うつ病,神経症,心身症,筋緊張性頭痛,睡眠障害
[用量] 1日1.5mg 分3(睡眠障害については1日1〜3mgを就寝前に投与)
[禁忌] 急性狭隅角緑内障,重症筋無力症
[副作用] 依存性,呼吸抑制,悪性症候群,間質性肺炎,肝障害,錯乱,歩行失調,動悸,悪心

■ 催眠鎮静薬・抗不安薬

《ジアゼパム(セルシン®,ホリゾン®)》
[適応] てんかん重積状態における痙攣抑制
[用量] 1回10mg(もしくは0.3〜0.5mg/kg)を2分以上かけて緩徐に静注.血管確保困難であれば0.5mg/kg筋注
[禁忌] 急性狭隅角緑内障,重症筋無力症,ショック状態の急性アルコール中毒,リトナビル(HIVプロテアーゼ阻害薬)投与中患者
[注意] 呼吸抑制に対応できる態勢で,投与量を年齢,症状,体重により考慮して投与する
[副作用] 舌根沈下による気道閉塞,呼吸抑制,薬物依存,循環性ショック,眠気,錯乱

《塩酸ヒドロキシジン(アタラックス-P®)》
[適応] 神経症における不安・緊張・抑うつ,麻酔前投薬(悪

心・嘔吐の防止）
- [用量] 1回50〜100mgを筋注
- [禁忌] ポルフィリン症，妊婦
- [注意] 年齢，症状により適宜増減する
- [副作用] アナフィラキシーショック，肝機能障害，黄疸，眠気，口渇，錯乱

■ パーキンソン病治療薬

《塩酸アマンタジン（シンメトレル®）》
- [適応] パーキンソン症候群，脳梗塞後遺症に伴う意欲・自発性低下
- [用量] 初期量1日100mg 分1〜2を1週間．その後1日200mg 分2．1日300mg 分3まで増量可能
- [禁忌] 透析患者（薬剤が除去されずに意識障害や精神症状，痙攣が出現する危険がある）
- [注意] 内服を中止するときは徐々に減量すること．自殺企図に注意すること
- [副作用] 不安，神経過敏，悪夢，抑うつ，躁状態，不眠，霧視，便秘，下痢，悪性症候群，心不全

《メシル酸ブロモクリプチン（パーロデル®）》
- [適応] パーキンソン症候群
- [用量] 1回1.25または2.5mg 分1．2週間ごとに2.5mgずつ増量し，15〜22.5mgを維持する
- [禁忌] 妊娠中毒，産褥期高血圧
- [副作用] 悪性症候群，ショック，胸膜炎，肺線維症，痙攣，心臓発作
- [薬理作用] 持続的なドパミン受容体作動効果を有し，下垂体前葉からのプロラクチン分泌を抑制し，中枢系に対しては黒質線状体のドパミン受容体に作用して，抗パーキンソン作用を示す

《カルビドパ配合剤（ネオドパストン®）》
- [適応] パーキンソン病
- [用量] 1日100〜300mgから開始．
- [禁忌] MAO阻害薬（塩酸セレギリン〈エフピー®〉の常用量は除く）内服中，閉塞隅角緑内障

> **注意** 急激な休薬は悪性症候群を生ずる可能性がある
>
> **副作用** 悪性症候群（発熱〈38℃以上〉，自律神経障害〈頻脈，尿閉，発汗〉，筋強剛を伴う嚥下困難，精神症状の悪化，血清CKの上昇など．治療はダントロレンナトリウム（ダントリウム®）40mgを点滴静注．1日200mgまで．症状が改善しない場合は20mgずつ追加）

●薬物療法の看護のポイント

投与前
- それぞれの薬の作用・副作用，服用方法などの患者への説明を十分に行う．
- 飲み忘れや服用の自己中止をしないように指導する．
- 服用法の理解が困難な場合，家族の協力が必要となるため，決められたとおりに内服できるように家族にも服薬指導を行う．

投与中・後

1. 浸透圧利尿薬（マンニットール®，グリセオール®など）
- 浸透圧利尿薬には塩化ナトリウムが含まれているため，水・電解質バランスの異常や脱水に注意する．

2. 抗血小板薬（バイアスピリン®，パナルジン®など）
- 出血傾向がある．具体的には血便やタール便（黒色便）があれば医師へ報告する．また，パナルジン®とプラビックス®に関しては，使用開始後，1週間目・2週間目などに肝機能の検査が必要である．採血検査の指示が出ていなければ，医師へ報告する．

3. 抗凝固薬（ワーファリン®）
- 副作用として出血傾向がある．打撲，外傷，転倒に注意する．
- 定期的に採血を施行してINR（International Normalized Ratio）値のチェックを行い，内服量を調整していく．INR値の目標は1.6〜2.8とし，採血データが目標範囲外の時には，内服量を医師へ確認する．

4. 副腎皮質ステロイド（プレドニン®など）
- 消化管出血：胃薬を併用し，消化管出血の徴候に注意する．
- 易感染：感染予防の方法（手洗い，うがいの励行，マスク着用など）を説明する．
- 高血糖：高血糖症状や検査データ（血糖値）に注意する．

5. トリプタン系の片頭痛内服薬（イミグラン®，ゾーミック®など）
- 禁忌薬（麦角類〈エルゴタミン類〉・トリプタン系の併用，

MAO阻害薬など）が多いので注意が必要である．
- 血管収縮作用のある内服薬なので当然ではあるが，心筋梗塞や狭心症，脳梗塞などを既往にもつ患者には，使用に際し注意する．

6. 抗てんかん薬・抗痙攣薬（アレビアチン®，デパケン®など）

- セルシン®には呼吸抑制作用があるため，静注時には呼吸状態に留意する．
- アレビアチン®は糖液や他剤の併用により，沈殿や結晶析出が起こるので，点滴ルート内を使用前後でフラッシュするか，別ルートを確保する必要がある．静注の際，薬剤が血管外に漏出すると組織壊死が著しいため，確実に静脈に挿入されていることを確認し，皮膚状態の観察を行う．
- 抗てんかん薬の副作用として，薬疹，肝機能障害，胃腸障害，めまい，眠気，ふらつきなどが出現しやすいので，十分な観察と管理を行う．
- 薬物血中濃度を定期的にチェックし，血中濃度を維持していくことが必要．

7. 抗不安薬，抗精神病薬，催眠鎮静薬

- 不穏行動が強くみられた場合には，副作用が少ないアタラックス-P®が使われる．かゆみや嘔吐などの不快な症状も抑えることが可能．
- 症状と副作用の観察を行い，効果を評価していくことが必要．
- 単剤で効果があまり得られない場合，2〜3種類の薬剤が併用されるが，その際，傾眠傾向の観察が必要となる．
- 鎮静薬使用は意識レベルや脳神経症状を観察しにくくするため，多用されることは少ない．
- 傾眠傾向や歩行時のふらつきが出ることがあるため，転倒予防や安全確保に努める必要がある．

6. パーキンソン病治療薬

- 副作用（便秘，口渇，消化器症状，幻覚など）の有無を観察する．
- 症状の特徴や病期によって薬の量や服用法が異なることを理解しておく．
- 重症度の程度により，排尿困難，便秘，摂食困難などADLが低下する．精神面の問題が起こり得ることも考慮して関わる．

MEMO

新規抗凝固薬

- 2011年より,トロンビンおよびXa因子などの直接阻害薬である新規抗凝固薬が,非弁膜症性心房細動患者における虚血性脳卒中および全身性塞栓症の発症抑制の適応となった.いずれもワーファリン®に比べて心原性脳塞栓の予防効果は高く,出血は少なかった.以下に簡単に紹介する.

■トロンビン阻害薬

《ダビガトランエテキシラート(プラザキサ®)》

用量:1回150mgを1日2回経口投与.中等度の腎障害患者などでは,1回110mgを1日2回投与へ減量する

禁忌:透析患者を含む高度腎障害(Ccr 30mL/分未満)患者.出血.出血リスクのある器質的病変(6か月以内の出血性脳卒中を含む)の患者.脊椎・硬膜外カテーテルを留置および抜去後1時間以内の患者.イトラコナゾール内服薬投与中の患者

注意:人工心臓弁置換術後の抗凝固療法には使用しない

副作用:出血.間質性肺炎.アナフィラキシー

■Xa因子阻害薬

《リバーロキサバン(イグザレルト®)》

用量:15mgを1日1回食後に経口投与.腎障害のある患者は,程度に応じて10mgを1日1回投与に減量する

禁忌:出血.凝固障害を伴う肝疾患,中等度以上の肝障害,腎不全(Ccr 15mL/分未満)の患者,妊婦,HIVプロテアーゼ阻害薬やアゾール系抗真菌薬(フルコナゾールを除く)を投与中の患者,急性細菌性心内膜炎の患者

副作用:出血,肝障害,黄疸

《アピキサバン(エリキュース®)》

用量:1回5mgを1日2回経口投与.なお,年齢,体重,腎機能に応じて,1回2.5mgを1日2回投与へ減量する

禁忌:出血.血液凝固異常を伴う肝疾患の患者.腎不全(Ccr 15mL/分未満)の患者

副作用:出血

5 疾患と看護のポイント

- 頭蓋内圧亢進・脳ヘルニア
- 脳血管障害
- 脳腫瘍
- 感染
- 機能的疾患
- 頭部外傷
- 認知症

頭蓋内圧亢進・脳ヘルニア

病態

- 脳組織は頭蓋骨内の一定容積の空間（頭蓋腔とよぶ）のなかにあるため，何らかの原因（表1）で頭蓋腔内の容積が増加すると頭蓋内圧の亢進をきたす．
- 頭蓋内圧亢進状態が進行・増悪すると，周囲の脳組織は圧迫を受ける．頭蓋腔はいくつかのコンパートメントに分かれており，一つのコンパートメントの容積が増加して圧が上昇すると，他のコンパートメントとの間に圧の差が生じて偏位する．これを脳ヘルニアとよび，脳幹部などが障害を受ける．
- 頭蓋内圧亢進の3徴候は，頭痛，嘔吐，うっ血乳頭（眼底静脈のうっ血）．症状が進行するとこれに意識障害が加わる（p.120，**表3**参照）．

■表1　頭蓋内圧亢進の原因

A	脳容積の増加	●頭蓋内占拠性病変（脳腫瘍，脳出血，脳膿瘍など） ●脳実質の浮腫・腫脹（外傷，脳梗塞，脳炎，悪性腫瘍周囲の脳実質など）
B	脳循環血液量の増加	●静脈系の閉塞により動脈からの血液がうっ滞する（動脈血栓症など）
C	脳脊髄液の量の増加	●水頭症など

- 脳ヘルニアでは，呼吸パターンの変化，瞳孔・眼球の異常，姿勢・運動の異常がみられる（p.121，**表4**参照）．

検査と診断

- 脳ヘルニアは偏位する部位によってそれぞれ診断名がある（**図1**）．
- 頭蓋内圧は脳室穿刺または腰椎穿刺によって得られた圧（髄液圧）であり，側臥位で200mmH₂O以上は頭蓋内圧亢進である．
- 頭蓋内圧亢進の診断のため，腰椎穿刺などの検査を行うが，原因によっては検査自体により脳ヘルニアを起こす危険があるため十分な注意が必要である．
- 頭部CTやMRIなどの画像検査によって診断．

> **ココがポイント！** 頭蓋内圧亢進や脳ヘルニアは早期発見・早期治療が重要．一つ一つの症状を見落とさないように！

正常

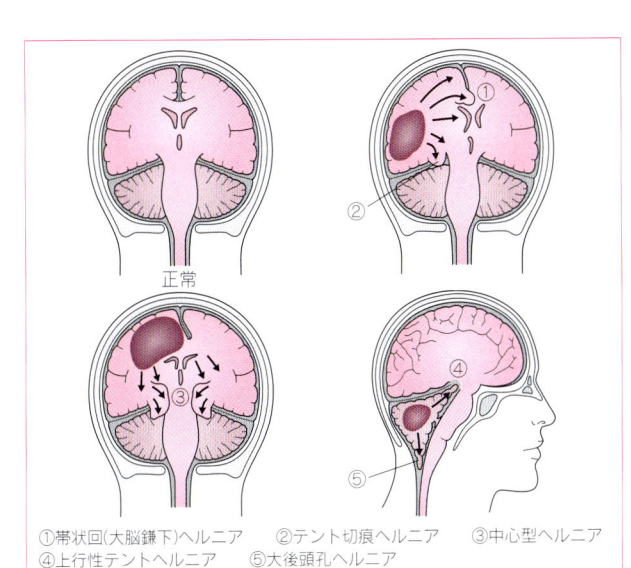

①帯状回(大脳鎌下)ヘルニア　②テント切痕ヘルニア　③中心型ヘルニア
④上行性テントヘルニア　　　⑤大後頭孔ヘルニア

■図1　脳ヘルニアの分類

治療
- 原因疾患の治療以外に,薬を用いる保存的治療(内科的治療)と外科的治療がある(**表2**).浸透圧利尿薬や副腎皮質ステロイドを投与し,効果が不十分な場合には頭蓋骨をはずす外減圧術か脳組織の一部を切除する内減圧術を行う.脳全体の腫脹には低体温療法やバルビツレート療法を行う.

■表2　頭蓋内圧亢進の治療

A	保存的治療	● 浸透圧利尿薬による治療(D-マンニトール,グリセオール®など) ● 副腎皮質ホルモン,酸素療法,低体温療法,バルビツレート療法など
B	外科的治療	● 外減圧術(頭蓋骨をはずす),内減圧術(脳組織の一部を切除する) ● 髄液の排除(脳室ドレナージ,脳室腹腔短絡術など) ● 原因となっている出血や腫瘍の摘出,嚢胞内容液の吸引など

合併症
- この症状がみられたときには,**表1**にあげた原因疾患が必ずある.

薬剤
- 保存的治療には,グリセオール®,D-マンニトール,副腎皮質ホルモン,バルビツレート.

●頭蓋内圧亢進・脳ヘルニア

●看護のポイント

観察事項	観察のポイント
● 意識レベル ● 頭蓋内圧亢進症状 　● 頭痛,嘔吐,視力障害 ● 瞳孔・眼球異常 ● 呼吸パターンの変化 ● 水分バランス ● 運動障害 ● 姿勢障害 ● クッシング症状 　● 血圧の上昇,徐脈	● 経時的な観察による頭蓋内圧亢進症状,脳ヘルニア徴候の早期発見 ● 頭痛は早朝に悪心を伴うことがある ● 嘔吐は噴出性嘔吐となることもある
● 便通 ● 尿失禁 ● 尿閉	● 初期の意識レベルの変化は失禁,活動性低下など.見逃しやすいので注意

■表3　頭蓋内圧亢進の症状

頭痛	脳実質の偏位により,くも膜や硬膜などが変形し,痛みを感じる組織が刺激されて起こる
嘔吐	急激に噴射状の嘔吐が,他の消化器症状を伴わないで出現する
うっ血乳頭	慢性期にみられることが多く,頭蓋内圧亢進の徴候として信頼性が高い
意識障害	頭蓋内圧亢進が進行した場合にみられる

注意	●脳神経病棟では，頭蓋内圧亢進はよく耳にする言葉である．それだけ重要な症状であり，脳ヘルニアという最悪な状態になる前に，早期に対応する必要がある．

考えられること	対応
●頭痛，悪心・嘔吐は初期症状として重要 ●意識レベルの低下は頭蓋内圧亢進が進んできていることを示す ●瞳孔・眼球異常，呼吸パターンの変化は脳幹が圧迫されてきている重要なサイン	●脳循環改善のために頭部を20～30°挙上 ●脳の静脈還流を悪化させないため，頸部を曲げないように枕の高さを調整 ●必要に応じ，循環・呼吸をモニターする ●低酸素状態を予防するため，気道確保と酸素投与 ●輸液 ●医師の指示に従い，鎮痛薬，制吐薬の使用 ●環境を整え，ストレス因子の排除
●排便の際，いきむと頭蓋内圧が亢進することがある ●尿閉状態が続くと胸腔内圧が上昇して動脈血が心臓に戻りにくくなり，それにより脳に血液がたまって頭蓋内圧亢進を助長する	●排便コントロール ●導尿

■表4 脳ヘルニアの症状

呼吸	中枢性過換気，失調性呼吸，チェーン・ストークス呼吸
眼球・瞳孔	対光反射消失，瞳孔散大など
姿勢・運動	片麻痺，異常屈曲，除皮質硬直，除脳硬直など

■脳血管障害
脳梗塞

病態
- 脳血管が何らかの原因で閉塞し、血流が低下・途絶するために、その灌流領域の脳組織が壊死して生ずる.
- 血管閉塞の仕方や血管病変により、アテローム血栓性脳梗塞、心原性脳塞栓症、ラクナ梗塞、その他に分類される（**表1**）.

症状
- 閉塞部位により異なるが、一般症候として頭痛、意識障害. 内頸動脈系の閉塞では片麻痺、同名半盲、構音障害、嚥下障害、失認、失行など. 脳底動脈の閉塞では回転性のめまい、難聴、嘔吐、四肢麻痺、呼吸障害、瞳孔・眼球異常など.

検査と診断
- 頭部CTでの診断は発症後8時間程度経過しないとできないため、超急性期での診断はMRIで行う.
- MRIの拡散強調画像（diffusion weighted image；DWI）では高信号域（白）として発症1時間程度の虚血性病変の描出も可能.
- MRA（MRIによる脳血管検査）を行い、頭蓋内の太い血管の狭窄や閉塞を調べて原因を同定.
- 血栓溶解療法の適応の場合やさらなる血管の詳しい検査が必要な場合にはカテーテルを用いた脳血管撮影.

■表1 脳梗塞の病型とその特徴

	発症機序・病態
アテローム血栓性脳梗塞	●脳を還流する頭蓋内・外の主幹動脈のアテローム硬化が原因 ●主幹動脈の高度狭窄や閉塞による灌流域の血流低下
心原性脳塞栓症	●心臓内に形成された血栓による脳血管分岐直前の血管閉塞が原因 ●原因心疾患として、心房細動、僧帽弁狭窄症、急性心筋梗塞など ●早期の再開通現象による出血性梗塞や脳浮腫悪化
ラクナ梗塞	●高齢、高血圧患者の基底核や大脳白質、脳幹にみられる小梗塞 ●穿通枝の200μm以下の血管壁の脂肪硝子変性や血管壊死が原因
その他の脳梗塞	●脳血管解離、もやもや病、凝固異常症、血管炎、MELASなど

- **病型診断**：症状の出現が急激か段階的か,高血圧や高脂血症,糖尿病の既往があるか,心房細動があるかなどを考慮.

治療
- **t-PA静脈内血栓溶解療法**：脳梗塞発症3時間以内で,CT上脳梗塞の徴候（early sign）がない場合に,組織プラスミノゲンアクチベータ（t-PA）のうちアルテプラーゼ（遺伝子組換え）の静脈内投与が,脳梗塞急性期の治療法として有効である（2005年10月から保険適応）.この薬剤は点滴投与で血管内の血栓を溶かすため,患者の身体負担を軽減する.ただし,脳出血や出血性脳梗塞の副作用も約6％と高いため,その投与は設備の整った病院でのみ可能.
- **アルテプラーゼ静脈内投与の利点**：脳塞栓症以外の脳梗塞にも適応.熟練した血管内治療手技が不要.

合併症
- 細菌性肺炎,尿路感染症,消化管出血,心不全,深部静脈血栓症による肺塞栓,出血性脳梗塞,脳腫脹による脳ヘルニア.

薬剤
- 血栓溶解療法（t-PA）,抗トロンビン（抗凝固）療法（アルガトロバン）,抗血小板療法（アスピリン,塩酸チクロピジンなど）,脳保護療法（エダラボン）など.

> **ココがポイント！** t-PAは可能なかぎり早期投与が必要なため,患者搬入後はてきぱきと診察・検査を行うこと！

診断	脳梗塞の部位	治療
● 主幹動脈の狭窄または閉塞 ● 一過性脳虚血発作（TIA）の先行,段階的な症状進行	● 境界領域（watershed） ● 皮質枝領域	発症3時間以内のt-PA,アルガトロバン,ヘパリン,エダラボンなど
● 塞栓源となりうる心疾患の検出 ● 突然完成型発症と発症時意識障害	● 境界明瞭な皮質梗塞 ● 広範な基底核部梗塞など	発症3時間以内のt-PA,エダラボン,発症6時間以内のウロキナーゼ局所動注
● 皮質症状や意識症状は伴わない ● 片麻痺や感覚障害,構音障害など	● 5mm以下の小梗塞 ● 大脳皮質には起こらない	オザグレルナトリウム,アスピリン,低分子デキストラン
● 原因疾患の診断	● 多岐にわたる	原因疾患の治療

● 脳梗塞

● 看護のポイント

観察事項	観察のポイント
● 意識レベル ● 瞳孔・眼球症状 ● 運動障害 ● バイタルサインの変動 ● 水分バランス ● 構音障害 ● 嚥下障害 ● 失認・失行 ● 合併症 　● 肺炎, 尿路感染, 消化管出血, 深部静脈血栓症（DVT）, 褥瘡など ● 既往歴 　● 糖尿病, 心房細動, 高血圧, 高脂血症などの有無	● 意識障害の程度. 心原性塞栓症・広範囲の梗塞では高度の意識障害もあるが, 一般に意識障害は軽度の場合が多い ● 障害部位に相関した脳神経症状. どのような症状がみられるか ● 発症後から48時間で梗塞巣がほぼ完成されるため, この間の症状の変化が一番多い ● 急性期の対応の基本である血圧は高めに保ち, 水分補給はなされているか
● 精神状態の変化 　● せん妄, 不穏, うつ症状, 認知症症状の出現・悪化	● 高齢者では特にうつ症状となることが多い

深部静脈血栓症（DVT）

　脳梗塞による長期臥床時や外科手術後に深部静脈血栓症が生ずることがある. 予防には弾性ストッキングなどを着用させる. 下肢の腫脹がないかどうか注意して観察し, 深部静脈血栓症が疑われれば, エコーを使って診断する. 治療には抗凝固薬が投与されるが, 下大静脈フィルター留置術を行う場合もある.

注意	・脳梗塞の部位や範囲により，さまざまな症状が出現し，急性期では症状も大きく変動することが予想される． ・慢性期ではリハビリテーションや生活指導などが重要であり，コメディカルスタッフとの協力が必要である．

考えられること	対応
・主要血管や広範囲の梗塞，脳幹梗塞では重症になりやすい ・脳神経症状の悪化や呼吸パターンの変化は梗塞巣の拡大，頭蓋内圧亢進を考える	《急性期》 ・急変に備えた準備 ・経時的に脳神経症状とバイタルサインのチェック ・特に心原性脳塞栓症や脳幹梗塞では心電図モニター装着 ・呼吸管理，誤嚥予防，口腔ケア ・確実な点滴・薬物投与と水分バランスのチェック
・急性期に血圧を下げてしまうと，脳血流が低下し，脳梗塞が拡大する ・脱水症状になると，血液の粘稠度が増し，血栓をつくりやすくなる ・既往に心疾患や腎疾患がある場合は，水分過負担による心不全を起こしやすい ・意識レベルが低い患者や高齢者では，特に精神状態が変化しやすい ・脳器質性うつ病（脳の障害により神経伝達物質の調節ができなくなって生じるうつ病）や現状の把握ができないことで精神状態が変化することがある	・経口摂取開始時は，必ず嚥下テストを行う ・付属物自己抜去や転倒などの危険の回避 ・なるべく早期からのリハビリテーションを開始する．麻痺側の拘縮予防や体位バランス保持，口腔ケアを中心に行う． ・四肢麻痺が強い場合は体位交換と良肢位の保持 《慢性期》 ・リハビリテーションと日常生活の援助 ・食事・禁煙・服薬など，個々に合わせた生活指導を行う ・障害をもって退院する場合は特に精神的援助を行う

脳血管障害

脳血管障害
脳出血

病態
- 日本では脳卒中の約30％を占め，欧米の10％より高率．
- 好発部位は大脳基底核部の穿通枝領域が大多数で，被殻，視床，大脳皮質下，橋・中脳，小脳に発生．
- 高血圧性脳出血の原因は，長期間の高血圧により血管径が300〜700μmの脳穿通動脈に嚢状の小動脈瘤が形成され，これが破綻して生ずる．
- 急性期症状としては運動麻痺が約80％，意識障害が50％以上．頭痛，嘔吐が約30％．
- 出血部位により臨床症状が異なる（**表1**）．

■表1　高血圧性脳出血の出血部位と臨床症状

被殻出血	病変反対側の半身の運動と知覚障害，同名半盲，患側に向かう共同偏視，意識障害．また，優位半球の出血では失語症を呈する
視床出血	半身の運動と知覚障害をきたすが，知覚障害の程度が強い．眼球は内下方に偏位．失語を呈することがある
橋出血	血腫が比較的大きい場合には急速に意識障害・四肢麻痺が進行し，呼吸異常，過高熱をきたしやすく予後は著しく不良．血腫が小さい場合には眼球運動障害や反対側の麻痺
小脳出血	めまい，頭痛，嘔吐，構音障害，小脳性運動失調を呈する．血腫が大きい場合には意識障害
皮質下出血	血腫が存在する部位に相当するさまざまな神経脱落症状を呈する

検査と診断
- 高血圧の既往があり臨床症状から脳卒中を疑ったときには，画像診断（CT，MRI）で確定診断．高血圧性のほか，高齢者に多いアミロイドアンギオパチー，動静脈奇形（血管撮影やMRIにより診断可能），もやもや病，血管腫，脳動脈瘤破裂に伴うものがある．

治療
- 再出血予防，頭蓋内圧亢進症状の緩和，合併症の予防，リハビリテーションの4つに大別．
- **患者管理**：急性期の血圧管理が重要．脳圧亢進による著しい血圧上昇は血腫の増大や術後再出血の危険性を高め，極端な血圧低下は脳浮腫増強の危険性を高める．
- **脳圧亢進症状**：臨床症状や画像診断をもとに，適量の脳圧降下薬を投与し緩和する．

治療

- **外科的治療**：脳圧亢進を抑え，出血による周囲組織の二次的な損傷を救う．手術適応となりやすいのは，小脳出血，皮質下出血，被殻出血など．出血量が10cc以下や脳幹出血は手術しない．3つの術式があり**表2**にまとめる．近年，透明外筒を用いた内視鏡下脳内血腫吸引術が普及し始めている（**図1**）．

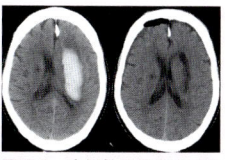

■図1　内視鏡下脳内血腫吸引術，術前・術後頭部CT所見
左：左被殻出血術前，血腫量45cc，右：術後血腫は完全に吸引されている．

■表2　開頭，定位吸引，内視鏡下血腫吸引手術法における比較

	開頭血腫除去術	CT定位的血腫吸引術	透明外筒を用いた内視鏡下脳内血腫吸引術
血腫吸引率	高い	比較的低い	高い
止血	止血に優れる	不可能	可能
手術侵襲度	大きい	小さい	小さい
麻酔方法	全身麻酔　高齢者や合併症患者に問題あり	局所麻酔	局所麻酔でも手術可能
脳ヘルニアを伴う症例への減圧までの時間	全身麻酔，開頭術が必要	発症6時間以内の超急性期は適応外	非常に早い　特別な準備の必要なし
リハビリテーション開始までの時間	全身麻酔，開頭術後の回復後	残存血腫による浮腫の影響消失後	比較的早く開始可能
適応	重症例の救命目的では有効　機能予後改善効果は不明	重症例への適応は疑問　機能予後改善効果は疑問	幅広い適応の可能性あり　重症例で脳ヘルニアによる二次的な障害を予防できる可能性　侵襲少なく軽症例にも適応あり

合併症

- **急性期に死に至る可能性のある合併症**：細菌性肺炎や尿路感染症，消化管出血や心不全，深部静脈血栓症による肺塞栓など．
- **慢性期**：褥瘡や関節の変型．

薬剤

- 急性期の血圧コントロールのために，ペルジピン®注射剤やミリスロール®，ヘルベッサー®などの降圧薬の持続点滴投与．

> **ココがポイント！** 高血圧性脳出血は発症後24時間に血腫が15％程度増大することがあり，症状の進行を見落さない！

脳血管障害

● 脳出血

● 看護のポイント

観察事項	観察のポイント
● 意識レベル ● 瞳孔・眼球症状 ● 運動障害 ● バイタルサインの変動 ● 頭蓋内圧亢進症状 　● 頭痛,嘔吐,視力障害 ● 水分バランス ● 構音障害 ● 嚥下障害 ● 知覚障害 ● 合併症 　● 肺炎,尿路感染,消化管出血,深部静脈血栓症（DVT），褥瘡など ● 手術となった場合 　● ドレーンの管理,創部の観察（p.91,外科的治療の看護のポイント参照）	● 血圧の厳重管理 ● 障害部位に相関した脳神経症状．どのような症状がみられるか（p.126,表1参照） ● 発症後24時間の脳神経症状とバイタルサインの変化

> **注意**
> - 脳出血は急性期の血圧コントロールがきわめて重要である.
> - 予後を左右する,肺炎などの合併症予防も重要である.

考えられること	対応
- 血圧上昇の原因として血腫拡大や術後再出血が考えられる - 過度の降圧を行うと,脳血流低下による脳浮腫の悪化を招く - 発症後より,約6〜12時間までは血腫の拡大の確率が高いとされており,拡大が起これば脳神経症状やバイタルサインが変化する - 発症後24時間内に脳神経症状が変化する場合は,脳浮腫の増悪を考える	**《急性期》** - 急変に対する準備 - 経時的に脳神経症状とバイタルサインのチェック - 指示範囲での血圧コントロール(降圧薬の使用,安楽な体位と入院環境の整備,便秘予防) - 心電図モニターの装着 - 呼吸管理,吐物などによる誤嚥予防 - 確実な点滴・薬物投与と水分バランスのチェック - 経口摂取開始時は,必ず嚥下テストを行う - 付属物自己抜去や転倒などの危険の回避 - なるべく早期からのリハビリテーションを開始 - 四肢麻痺が強い場合は体位交換と良肢位の保持 **《慢性期》** - リハビリテーションと日常生活の援助 - 食事・禁煙・服薬などの個々に合わせた生活指導を行う - 障害をもって退院する場合は特に精神的援助を行う

脳血管障害

■脳血管障害
くも膜下出血（脳動脈瘤・脳動静脈奇形）

病態
- くも膜と軟膜の間のくも膜下腔に発生した出血で，原因の多くは破裂脳動脈瘤．その形から嚢状，紡錘形，解離性に分類．その他の原因に脳動静脈奇形，もやもや病など．
- 頭蓋内のくも膜下腔に突然，動脈圧で出血，急激な頭蓋内圧上昇，髄膜刺激症状がみられる（表1）．動脈瘤の90％以上は内頸動脈領域にできる（表2）．

■表1　くも膜下出血の発症時症状
- 突然の激しい頭痛と嘔吐
- 項部硬直（後頸部から背部痛）
- 意識障害

■表2　脳動脈瘤のよく発生する部位

前交通動脈瘤	30％
内頸動脈瘤	20％（両側で40％）
中大脳動脈瘤	10％（両側で20％）
椎骨脳底動脈瘤	10％

検査と診断
- 頭部CTによりくも膜下腔に出血による高吸収域を認めれば確定診断（図1 day0）．
- CTが正常であっても臨床症状で疑われる場合には腰椎穿刺で出血の有無を確認．
- 出血源の診断には脳血管撮影を行うが，最近ではMRAやCTAで動脈瘤の部位診断は可能（図2）．

治療
- 破裂動脈瘤の再破裂予防治療には開頭クリッピング術が第一選択．アプローチの困難な部位や高齢者，合併症を有する例には血管内手術による瘤内コイル塞栓術も有用．
- 術後も脳腫脹や脳血管攣縮，水頭症など厳重な管理を要する．

合併症
- **脳血管攣縮**：くも膜下出血発症後4～15日の間に発生．破裂脳動脈瘤患者の30％が脳虚血症状（神経脱落症状や意識障害など）をきたし，重症例では死亡（図3，図1 day8，day14）
- **水頭症**：急性期は脳槽または脳室ドレナージで管理し，慢性期の正常圧水頭症は歩行障害，認知症様症状，尿失禁を認め，脳室腹腔短絡術が有効（図1 day52）

薬剤
- 出血を早期に洗い流す方法としてウロキナーゼを用いた脳槽灌流法が有効．
- 脳血管攣縮には塩酸ファスジル水和物（エリル®）が有効．

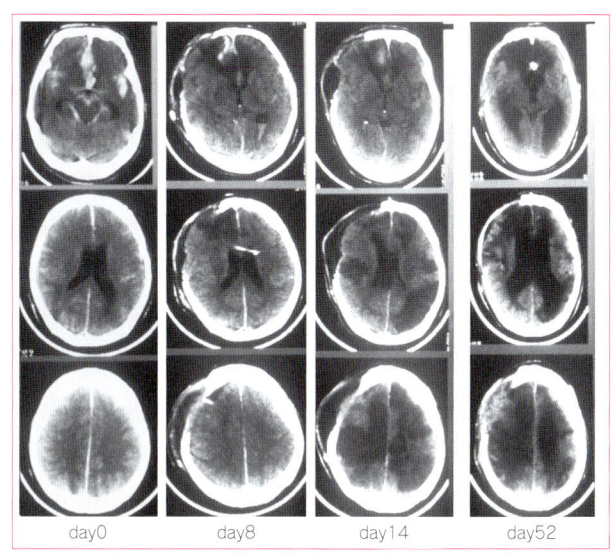

■図1　くも膜下出血発症後経過CT
day0：発症当日くも膜下腔に広範囲に出血を認める．出血による脳腫脹が著明．
day8：減圧開頭クリッピング術後，左前頭葉に一部血管攣縮による脳梗塞を合併．
day14：さらに血管攣縮による脳梗塞は広範囲に発生している．
day52：正常圧水頭症を合併し側脳室の拡大を認める．

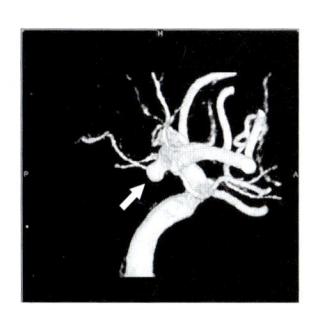

■図2　脳動脈瘤三次元血管撮影所見
右内頸動脈前脈絡叢動脈分岐部動脈瘤（長径5mm）．

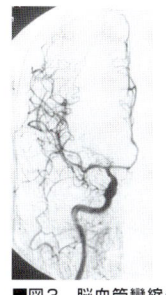

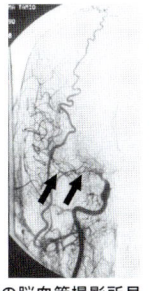

■図3　脳血管攣縮の脳血管撮影所見
　　　（右頸動脈撮影）
左：くも膜下出血発症時の所見．右：中大脳動脈，前大脳動脈の近位部が血管攣縮により狭窄している所見．

脳血管障害

ココがポイント！ 脳血管攣縮による症状の出現・悪化を見落さないように！

● くも膜下出血（脳動脈瘤・脳動静脈奇形）

●看護のポイント

観察事項	観察のポイント
● 意識レベル ● 頭蓋内圧亢進症状 　● 頭痛，嘔吐，視力障害 ● 髄膜刺激症状 　● 頭痛，嘔吐，項部硬直，ケルニッヒ徴候，ブルジンスキー徴候 ● 瞳孔・眼球症状 ● 運動障害 ● バイタルサインの変動 ● 水分バランス ● 合併症 　● 肺炎，尿路感染，消化管出血，深部静脈血栓症（DVT），褥瘡など ● 手術・ドレーンの管理 ⇒開頭脳動脈瘤クリッピングの項目（p.86）参照	● 急激な頭痛や嘔吐，意識レベルの低下を伴っているか ● 予後を左右する最大のポイントである脳神経症状の変化と血圧との関係をみる ● 呼吸・心電図をモニターする ● 患者の様子の些細な変化を見落とさない

| 注意 | ●くも膜下出血の患者は，急な発症によって入院となり，短時間で検査・手術・治療が進められる．看護師の迅速な対応と患者・家族に対しての精神的サポートが必要である． |

考えられること	対応
●頭痛・嘔吐などの苦痛や検査・手術などの不安により，再出血の可能性がある ●重症例や不穏患者では，強力な鎮静を行うため，呼吸停止や心停止が起こる場合がある ●脳血管攣縮期の異常や正常圧水頭症の発症は，些細な変化で気づくことが多い ●**出血後急性期**（1〜3日目）：急激な血圧上昇，脳神経症状の変化⇒再出血，急性水頭症 ●**脳血管攣縮期**（4〜15日目）：くも膜下腔の血腫により起こる．脳神経症状の変化⇒脳虚血による脳梗塞 ●**慢性期**：認知症，歩行障害，尿失禁⇒髄液吸収障害による正常圧水頭症	●些細な変化に気づき，少しでもおかしいと思ったら直ちに医師へ報告する 《急性期》 ●急変に備えた準備 ●経時的に脳神経症状と血圧のチェック ●心電図モニターの装着 ●呼吸管理，誤嚥予防 ●確実な点滴・薬物投与と水分バランスのチェック ●再出血予防のため，鎮痛薬，制吐薬，鎮静薬の投与 ●頭部挙上（20〜30°）し，静脈還流を促進させて頭蓋内圧を低下させる ●不安の除去と環境整備により安静を保つ ●ドレーン挿入中は必要に応じ抑制帯を使用 《脳血管攣縮期》 ●急性期とは違い，血圧はやや高めに保つ．補液により，脱水を予防する 《慢性期》 ●リハビリテーションを行い早期退院をめざす ●正常圧水頭症を合併した場合には，V-Pシャント術が行われる

脳血管障害

脳腫瘍
グリオーマ（神経膠腫）

病態

- グリア細胞由来と考えられる腫瘍で，脳実質内から発生，周囲組織に広がりながら発育する（図1）．年齢・性別を問わず発症．

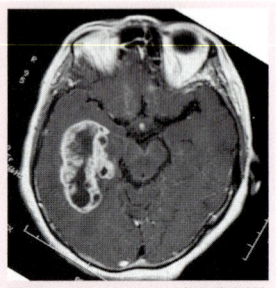

■図1　Glioblastoma（65歳女性）
徐々に進行する意識障害で発見．

- 徐々に麻痺や失語などの局所症状（表1）を生じ，ついで意識や判断力が失われる．悪性度はグレード1～4に分類される．

■表1　脳腫瘍による局所症状

前頭葉	●痙攣（てんかん）発作 ●感情失禁 ●運動麻痺（片麻痺） ●運動性失語（優位半球の障害時のみ）	●人格変化 ●共同偏視 ●嗅覚脱失
側頭葉	●精神運動発作 ●感覚性失語（優位半球の障害時のみ）	●幻臭
頭頂葉 後頭葉 視交叉	●知覚障害 ●痙攣（てんかん）発作 ●高次機能障害（優位半球の障害時のみ）	●失行・失認
下垂体	●視野狭窄（同名半盲）	
視床下部	●視力障害・視野狭窄（両耳側半盲） ●性機能異常	●尿崩症
脳幹部	●運動麻痺（交代性片麻痺） ●眼球運動障害（複視）	●嚥下障害 ●構音障害
小脳	●歩行障害（小脳失調） ●平衡機能障害（めまい）	●共同運動障害

ココがポイント！　グリオーマは予後の幅が広く，どの場合でも患者に生きる喜びと希望を失わせない医療を行う！

病態
- グレード1は生物学的には良性の部類で、代表的な腫瘍群にpilocytic astrocytoma（毛様細胞性星細胞腫）がある．
- グレード3，4（グレード4は一般にglioblastoma〈膠芽腫；通称グリブラ〉）は非常に悪性で、手術でほとんど摘出できても1年から数年以内に必ず再発する．最善の治療が行われても平均余命は現在12か月で治癒は望めない．

検査と診断
- CT，MRI，脳血管造影で画像診断．腫瘍の組織型は手術によって得られる病理診断で確定する．
- FDG PETやMet-PETなどで酸素消費量が高く分裂が高度と診断されるものは予後が悪い場合が多い．

治療
- グレード1は手術により治癒可能．手術で摘出不可能でも腫瘍の成長速度は比較的緩徐．
- グレード2の星細胞腫（astrocytoma）は手術と放射線治療により比較的長い寛解期間が得られることが多い．

合併症
- 腫瘍切除に伴う，四肢麻痺，感覚麻痺，失語症など．
- 化学療法・放射線療法による脱毛や悪心，白血球・血小板減少，日和見感染など．

薬剤
- 乏突起神経膠腫（oligodendroglioma）において特殊な遺伝子欠損（1p19qLOH）がある場合には、プロカルバジンを含めた化学療法が長期腫瘍抑制に効果がある．腫瘍の遺伝子診断によるテイラーメイド治療の第一歩として注目されている．
- 化学療法剤として経口アルキル化剤テモゾロマイドが日本でも発売された．欧米では静注と劣らぬ効果があるとの定評がある．

MEMO

日本で一番多くみられる脳腫瘍とその分類

脳腫瘍は大きく2つに分けられる．一つは脳の外から発生する境界明瞭な良性腫瘍、もう一つは脳の中から発生し、周辺の脳組織に浸潤しやすい悪性腫瘍である．2003年の日本脳腫瘍統計の報告では、悪性腫瘍であるグリオーマ（神経膠腫）が35.0％で第1位であり、次に良性腫瘍の髄膜腫（21.5％）、下垂体腺腫（15.0％）、聴神経鞘腫（8.9％）、頭蓋咽頭腫（5.2％）と続いている．

ココがポイント！ 経口抗癌薬が発売された．経口でも副作用は強い薬なので用法・用量は厳重に管理する！

● グリオーマ（神経膠腫）

● 看護のポイント

観察事項	観察のポイント
● 意識レベル ● 頭蓋内圧亢進症状 　● 頭痛，嘔吐，視力障害 ● 瞳孔異常 　● 不同，対光反射 ● 四肢麻痺 ● バイタルサイン ● 痙攣発作	● 程度（強さ）や頓用薬の使用頻度 ● 嘔吐による誤嚥に注意 ● 意識障害による舌根沈下に注意 ● 痙攣発作時，どの部位から始まったか，どのくらい持続しているかなど
《放射線・化学療法に伴う症状》 ● 脳浮腫による頭痛・悪心 ● 消化器症状 ● 骨髄抑制（血液データ） ● 脱毛・皮膚の状態（照射部位・点滴刺入部の観察）	⇒ 放射線治療・化学療法の項を参照
● 術後創部の状態 ● 深部静脈血栓症（p.124参照）	● ガーゼ上の滲出液や出血の有無を観察 ● 創部消毒の際は発赤・腫脹の有無を観察
● 患者・家族への告知状況	● 医師からの説明内容 ● 家族の希望 ● 患者の疾病に対する受容，精神状態

注意	●治療は手術・放射線・化学療法を併用するため，合併症や副作用に注意して観察する． ●悪性度が高いものは急速に増大し，頭蓋内圧亢進症状が強く出ることが多く，症状の変動の把握や苦痛の緩和に努めることが大切である．

考えられること	対応
●腫瘍自体の容積に加え，腫瘍周囲の脳浮腫により頭蓋内圧亢進と脳ヘルニアを引き起こす ●血圧上昇，徐脈，チェーン・ストークス呼吸，意識障害，瞳孔不同は脳ヘルニアのサイン ●腫瘍の位置によっては脳脊髄液の循環を障害し，急性水頭症を併発する可能性がある	●頭蓋内圧亢進に対しては，p.120-1参照 ●急変に備えて心電図，SATモニター監視と挿管の準備 ●疼痛や悪心に対し頓用薬の使用・効果を観察しながら投与 ●抗痙攣薬の投与・血中濃度の観察（痙攣発作時の対応⇒痙攣の項〈p.39〉参照） ●脳神経症状が悪化した場合は医師へ報告
●創部離開，創部感染	●創部の離開があれば医師へ報告，創部の消毒，必要時には傷の縫合がなされる．場合によっては手術（デブリドマン）を行うことがある ●抗生剤の投与．必要に応じて髄液腔内へも投与する
●不安	●告知の状況と家族の希望を把握して，医療者の対応を統一していく ●自宅療養を希望した場合ソーシャルワーカーなどと連携し，早期自宅退院へのサポート，在宅指導を行う

脳腫瘍

■脳腫瘍
髄膜腫

病態
- 腫瘍は硬膜の一部の細胞（くも膜顆粒）から発生するとされ，硬膜のある部分であれば脳内のどこでも生じ（図1），まれに硬膜がないはずの脳室にもみられる．一般に良性で，成長はゆっくり．成人に発生し，女性に多い．

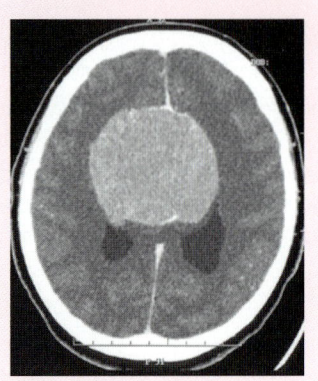

■図1　髄膜腫（41歳女性）
全摘出により症状も改善し，術後7年で再発なし．

- 症状は腫瘍の発生部位によって異なる．
  側頭葉・前頭葉：ぼんやりしたりだらしなくなったり，性格の変化など，主に大きくなった腫瘍の圧迫により生ずる．
  前頭葉の後方：麻痺や痙攣．
  後頭蓋窩：めまい・ふらつきなどの小脳・前庭症状や聴力低下，複視など．
- きわめてまれ（全髄膜腫の2％程度）に悪性の経過をとる異型性髄膜腫（グレード2），退形成性髄膜腫（グレード3）がある．

検査と診断
- **CT**：球形の高吸収領域としてみられる．
- **頭部X線単純写真**：血管溝の拡大，石灰化の確認．
- **脳血管造影**：必ず行い，放射状に腫瘍が造影される所見（サンバースト像）をみる．

治療
- 髄膜腫は一般に発生部位の硬膜ごと摘出できれば治癒できるが,周辺の神経線維や血管に浸潤しやすく,特に海綿静脈洞・錐体斜台部や上矢状静脈洞周辺の腫瘍は全摘出が困難で,部分摘出になることも多い.
- 全摘出できない腫瘍や高齢者の直径3cm以下の腫瘍に対しては,手術で安全な部分を摘出,残存部をガンマナイフなどの定位放射線治療をすることで良好な成績が得られている.
- 治療成績も部位によってきわめて異なるが,一般に圧迫による症状は腫瘍を丁寧に摘出できれば改善する.
- 異型性髄膜腫,退形成性髄膜腫に対しては,なるべく根こそぎ摘出して放射線治療または定位放射線治療を行うが,再発しやすくきわめて難治な腫瘍であり転移を起こすことも多い.

合併症
- 全摘による後遺症.
- 手術・放射線治療とも周囲脳や血管・神経の損傷による麻痺,脳神経障害など.長時間の手術による深部静脈血栓症など.

薬剤
- 痙攣発作には抗痙攣薬の内服.
- 悪性髄膜腫にはさまざまな抗癌剤が用いられているが,あまり効果があがっていない.

MEMO

脳腫瘍治療の最近の傾向

基本的に良性腫瘍の治療は外科的手術が第一適応となる.しかし,小型腫瘍に対する治療法や手術以外の治療法も開発され,症例に応じた治療法の選択が可能となってきている.悪性腫瘍の場合も,手術の際に病理組織診断を行い,できる限り腫瘍の量を減らした後に浸潤部に対して放射線治療と化学療法の併用を行うのが主流であった.しかし,悪性腫瘍のなかには化学療法や放射線治療が特効的であるもの(胚細胞腫など)もあり,また明らかに転移性腫瘍と判断される場合には,病理組織診断を行わずガンマナイフなどの定位的放射線治療が行われることも多くなってきた.

ココがポイント! 髄膜腫の術後は痙攣と深部静脈血栓症に注意!

● 髄膜腫

●看護のポイント

観察事項	観察のポイント
● 意識レベル ● 頭蓋内圧亢進症状 　● 頭痛，嘔吐，視力障害 ● 瞳孔異常 ● 四肢麻痺 ● 痙攣発作	● 程度（強さ）や頓用薬の使用頻度 ● 嘔吐による誤嚥に注意 ● 意識障害による舌根沈下に注意 ● 痙攣発作時，どの部位から始まったか，どのくらい持続しているかなど ● 髄膜腫の術後は，腫瘍の位置により症状が異なるため，その部位に生ずるさまざまな神経症状に注意．詳細は表1（p.134）を参照
● 術後創部の状態 ● 深部静脈血栓症（p.124参照）	● ガーゼ上の滲出液や出血の有無を観察．創部消毒の際は発赤・腫脹の有無を観察
● ガンマナイフ後ビス穿刺部の状態	● 止血の確認

5 疾患と看護のポイント

注意	・治療は主に手術,定位放射線治療を併用することがあり,合併症や副作用に注意して観察する. ・髄膜腫は脳の圧迫による症状が主であり,頭痛や痙攣発作が多いため,症状の出現に注意する.

考えられること	対応
●腫瘍自体の容積に加え,腫瘍周囲の脳浮腫により頭蓋内圧亢進と脳ヘルニアを引き起こす ●血圧上昇,徐脈,チェーン・ストークス呼吸,意識障害,瞳孔不同は脳ヘルニアのサイン	●脳神経症状の悪化時は医師へ報告 ●疼痛や悪心に対し頓用薬の使用・効果を観察しながら投与 ●抗痙攣薬の投与・血中濃度の観察(痙攣発作時の対応⇒痙攣の項目〈p.39〉参照)
●創部の離開,創部感染	●創部の離開があれば医師へ報告.創部の消毒,必要時には傷の縫合がなされる.また場合によっては手術(デブリドマン)を行うことがある ●抗生剤の投与.必要に応じて,髄液腔内へも投与する
	●止血不良の場合は,包帯で圧迫.翌日消毒

脳腫瘍

■脳腫瘍
下垂体腺腫

病態

- 下垂体前葉から発生する軟らかい腫瘍.
- 無月経で発見されることが多いためか女性に比較的多く,成人に多く認められる.無症候の症例も多い.
- ホルモン非活性腺腫(40%),ホルモン産生腺腫(プロラクチン産生性30%,成長ホルモン産生性20%,ACTH産生性5%他)に大別.また,大きさによっても分類され,トルコ鞍内部にとどまる直径1cm以下のものをマイクロアデノーマ,1cm以上で外に突出するものをマクロアデノーマとよぶ(**図1**).
- ホルモンにより強い症状の出るACTH産生腺腫(肥満,クッシング病)やプロラクチン産生腫瘍(無月経や乳汁分泌)の場合は小さい腫瘍で見つかることが多く,ホルモン非活性腺腫の場合は大きくなって視神経や視交叉を圧迫し視野障害(両眼外側の視野が欠ける両耳側半盲)をきたして発見される例が多い.
- 頭蓋咽頭腫(鼻の粘膜の一部が下垂体・視床下部に残存し腫瘍化したもの,良性)との鑑別が必要.

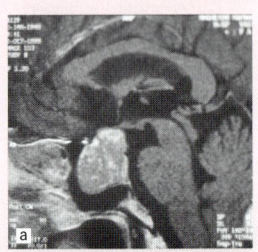

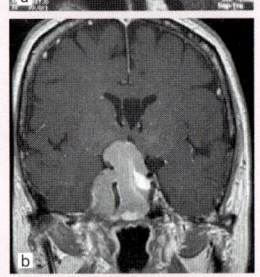

■図1 **下垂体腫瘍**
a:59歳女性末端肥大症で発見.経蝶形骨洞手術を行い腫瘍はほぼ全摘された.
b:51歳女性.視野障害で発見.

検査と診断

- 放射線学的診断:頭蓋単純撮影,CT,MRIおよび大型の腺腫ではMRAなど血管系の評価も重要.
- ホルモン検査:プロラクチン,GH,LH,FSH,TSH,T3,FT4,ACTH,コルチゾール,SMCなど.ホルモン産生性腫瘍では各種刺激試験などを行う.
- 眼科における視野・視力検査と耳鼻科の鼻腔検査.

治療
- 基本的に症状がある場合には外科的摘出が第一選択.
- 開頭せずに鼻から侵襲少なく腫瘍に到達できる例が多く,鼻の穴から顕微鏡や内視鏡下に腫瘍を摘出でき,術後の経過も早い経蝶形骨洞手術が行われることが多い.術後,鼻閉塞にかかる指導と,鼻をいじったり強くかむと鼻出血をきたすおそれ,髄液の漏れなどに対する注意が必要.
- 腫瘍が巨大になり,脳内に深く進展した場合には開頭法.
- 残存腫瘍が小さな場合にはガンマナイフ,大きな場合には放射線治療も有効性が示されている.

合併症
- ホルモン不足による血圧低下,ショック状態,体重増加,脱毛,多尿など.

薬剤
- プロラクチン産生腺腫,一部の成長ホルモン産生腫瘍には薬物治療が効果的.メシル酸ブロモクリプチン(パーロデル®)やカベルゴリン(カバサール®)で腫瘍縮小とホルモン産生の減少.悪心などの副作用があるが,薬剤中止により腫瘍は再発する.
- 成長ホルモン産生腫瘍の摘出後,成長ホルモン値が正常化しないと生命予後が悪化するため,腫瘍がすべて取りきれずホルモン値が高い場合,注射剤サンドスタチン®を投与.

> **MEMO**
> **頭蓋咽頭腫**
>
> 　下垂体腺腫に発生部位が類似し,鑑別を要する疾患として重要なのが頭蓋咽頭腫である.これは鼻の粘膜の一部が下垂体・視床下部に残存し腫瘍化したもの(良性)で,周囲組織に癒着が強く,水頭症や尿崩症などのホルモン低下症状をきたすことが多い.手術的摘出(多くは開頭法,一部経蝶形骨洞手術)が主体であり,残存腫瘍には放射線治療が効果がある.

ココがポイント! 術後のホルモン低下,尿崩症,髄液鼻漏,鼻出血にも注意.術後,鼻を強くかまないことを指導!

● 下垂体腺腫

● 看護のポイント

観察事項	観察のポイント
● 意識レベル ● 視野障害 ● 尿崩症の徴候 　● 尿の回数，量，比重（術前から） 　● 口渇，水分バランス 　● 1日1回の体重測定 　● 電解質データ ● 痙攣発作 ● 内分泌機能検査値	● 下垂体線腫では両耳側半盲が特徴である ● 指標として2時間尿量500mL以上かつ尿比重1.005以下 ● 水分バランスチェックの自己管理ができるか判断する必要がある（意識障害や認知症の有無）
● 術後髄液漏	● 鼻汁，咽頭へのたれ込みの有無と性状（水様性かどうか）を観察，また，発熱，頭痛，項部硬直など髄膜炎症状の観察も必要
● 創部の状態	● 鼻腔にタンポンを挿入している
● ガンマナイフ後ビス穿刺部の状態 ● 深部静脈血栓症（p.124参照）	● 止血の確認

注意	● 下垂体腺腫の治療の第一選択は手術である．術後合併症として，特に注意が必要なのは尿崩症である． ● 尿量，水分バランスを把握し，尿崩症の徴候を観察することが大切である．

考えられること	対応
● 視神経，特に視交叉部を圧迫するために出現する ● 視床下部に体液浸透圧の中枢があるため，また下垂体のホルモンバランスが腫瘍や手術により崩れるため症状が出る ● 尿崩症に伴う電解質の変動で意識障害や痙攣発作を起こす可能性がある ● 手術操作により合併するリスクがある	● 手術の場合，術前後の視野障害の変化も観察する ● 医師の指示範囲を超えた場合必要に応じてバソプレシン（ピトレシン®）の注射や酢酸デスモプレシン（デスモプレシン®）の点鼻を行う ● 血液データをチェックし，医師の指示により点滴による電解質の補充を行う
	● テステープで検査し，糖が陽性なら髄液漏の可能性あり．頭部を20～30°挙上し臥床安静（脳圧下げて髄液流出を減少させるため） ● 必要時に腰椎ドレーン留置
● 術後鼻呼吸できず苦痛が予想される	● 約1週間後にタンポンを抜去．抜去後は鼻を強くかんだり，すすらないよう指導する．術前オリエンテーションを詳しく行う
	● 止血不良の場合は包帯で圧迫．翌日消毒

脳腫瘍

脳腫瘍
聴神経腫瘍

病態

- 小脳橋角部に最も多く生じ，女性に多く，成人に発生（図1）．
- 腫瘍は内耳道内の前庭神経から発生し小脳橋角部に進展，内耳道には上下2本の前庭神経のほか聴神経，顔面神経の4本の神経があるため，聴力障害（難聴や耳鳴り）やめまい，ふらつき，顔面の痺れ（三叉神経の症状）などを生じることが多い．

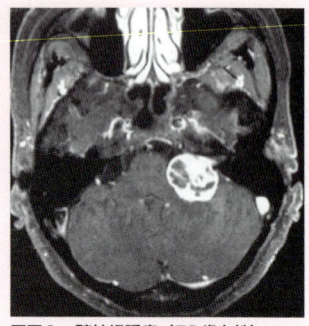

■図1 聴神経腫瘍（59歳女性）
左耳の難聴で発見．手術で全摘出，顔面神経麻痺はない．聴力は術前より失われていた．

- 神経線維を包むミエリンという構造をつくるシュワン細胞から発生するといわれており，遺伝性に発生する病気（神経線維腫症Ⅱ型：左右両側に聴神経腫瘍，そのほか多くの神経腫瘍ができてしまう病気）もある（表1）．

■表1 遺伝性に脳腫瘍を発生する疾患群と特徴（神経母斑症）

神経線維腫症Ⅱ型	両側聴神経腫瘍，中枢神経系に多発する神経鞘腫，髄膜腫，白内障など．難聴，顔面麻痺，歩行障害を伴う
神経線維腫症Ⅰ型	多発する皮膚神経線維腫・皮膚着色（カフェオレ斑），視神経グリオーマ，骨病変など．全身の皮膚病変・皮下腫瘤がみられる
フォンヒッペルリンドウ病	中枢神経系（網膜も含む）多発血管芽腫，腎臓癌，褐色細胞腫，多血症など．視力低下，小脳失調などを伴う
結節性硬化症	脳皮質の結節病変，巨大細胞星細胞腫，顔面皮脂腺腫など．痙攣，精神遅滞を伴う
スタージウェバー病	遺伝性ではない．顔面血管腫，脳静脈奇形．痙攣などがみられる

※スタージウェバー病を除き，すべて常染色体優性遺伝である

検査と診断
- 聴力テストや聴性脳幹反応，カロリックテスト，前庭誘発筋電位で評価する．
- CT，MRI．場合によって脳血管造影．
- 神経線維腫症Ⅱ型に合併する場合，全身（脊髄）のMRIが必要．

治療
- 脳腫瘍のなかでも手術が最も困難なものの一つで，エキスパート術者による手術かガンマナイフなどの定位放射線治療．
- 小型・無症候の聴神経腫瘍では進行や治療の可能性に応じて経過観察などを選択．
- 後頭蓋窩を開頭する手術法や側頭骨を経由する手術法などがある．
- 治療成績は一般に顔面神経の温存が80〜90％，聴力が術前に50dB以上あり，腫瘍直径が2cm以下なら50％程度聴力を温存できる可能性がある．
- ガンマナイフは腫瘍の成長を止める治療であり，10年腫瘍制御率は直径2.5cm以下の腫瘍であれば90％程度．顔面神経麻痺の出現は10％程度，聴力温存は60〜70％である．
- 小型の腫瘍や高齢者で経過観察を選択した場合，腫瘍の大きさにもよるが，将来治療を必要とする可能性は40〜50％．

合併症
- 術後2〜7日に発生する遅発性の顔面神経麻痺．出現したら，できるだけ早くステロイドを大量投与し，悪化・進行を防ぐ．
- 嚥下障害．
- 三叉神経麻痺による角膜知覚の喪失．

薬剤
- 顔面神経麻痺や聴力障害が出現した場合，メコバラミン（メチコバール®），酢酸トコフェロール（ユベラ®），アデノシン三リン酸二ナトリウム（アデホスコーワ®）などを処方する．

ココがポイント！ 術後数日して顔面神経麻痺などが進行する場合がある．時を逃さずステロイド治療などを行う！

●聴神経腫瘍

●看護のポイント

観察事項	観察のポイント
●耳鳴り，難聴 ●顔面神経麻痺 ●顔面の感覚低下や痺れ ●小脳症状 　●めまい，ふらつき，嘔気など ●眼振 ●嚥下障害の有無	●治療が開頭術の場合，術前後での顔面麻痺，聴力，小脳症状の定期的な観察が必要（聴力は耳鼻科での評価が必須） ●顔面神経麻痺がある場合は，角膜障害に注意
●意識レベル ●頭蓋内圧亢進症状 　●頭痛，嘔吐，視力障害 ●瞳孔異常 ●四肢麻痺 ●バイタルサイン	●程度（強さ）や頓用薬の使用頻度 ●嘔吐による誤嚥に注意 ●意識障害による舌根沈下に注意
●術後創部の状態 ●深部静脈血栓症（p.124参照）	●ガーゼ上の滲出液や出血の有無，創部消毒の際には発赤や腫脹の有無を観察
●ガンマナイフ後ビス穿刺部の状態	●治療がガンマナイフの場合は穿刺部を観察

注意	● 術後合併症で最も多いのは聴力障害や顔面神経麻痺である．そのため，手術前後での症状の比較や嚥下機能に注意が必要である． ● めまいなどにより離床が遅れるため，援助が必要となる．

考えられること	対応
● 症状悪化時は術後出血の可能性が考えられる ● 腫瘍が小脳橋角部に進展していると小脳症状が出現する ● 舌咽神経，迷走神経，舌下神経などが侵されることにより，嚥下反射が減弱し，誤嚥する可能性がある	● 脳神経症状の悪化時は医師へ報告 ● 術後，悪心による食欲低下が生じやすいので，嗜好品などの摂取を進める ● 角膜障害予防のため，必要時にはアイパッチ，眼軟膏，点眼によるケアを行う
● 術後3日過ぎても発熱が持続する場合は髄膜炎が疑われる ● 血圧上昇，徐脈，チェーン・ストークス呼吸，意識障害，瞳孔不同は脳ヘルニアのサイン	● 食事開始時に飲水テストを行う ● 口腔内の食物残渣の観察と口腔ケアの徹底 ● 必要時に耳鼻科での嚥下評価 ● 頭痛，項部硬直の有無を観察し，医師へ状態を報告
● 創部離開，創部感染	● 創部の離開があれば医師へ報告．創部の消毒，必要時には傷の縫合がなされる．また，場合によっては手術（デブリードマン）を行うことがある ● 抗生剤の投与，必要に応じて髄液腔内へも投与する
	● 止血不良の場合は包帯で圧迫．翌日消毒

脳腫瘍

■脳腫瘍
転移性脳腫瘍

病態
- 転移性脳腫瘍の原発癌として最も多いのは肺癌であり，ついで乳癌，直腸癌，胃癌と続く．
- 癌の既往のある患者に脳実質内腫瘍が1個または複数個発見される（図1）．

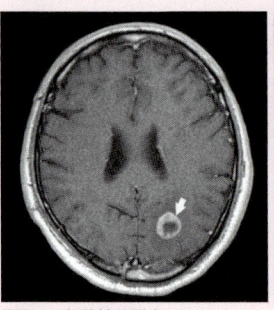

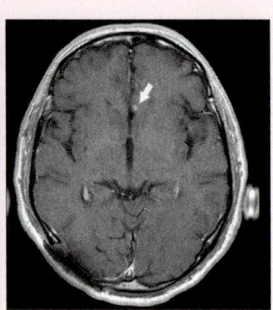

■図1　転移性脳腫瘍
56歳男性，肺腺癌の脳多発転移

- 癌患者の末期にはほとんどが脳に転移がある．
- 転移部位により症状はさまざまであるが，麻痺，失語，痙攣などの局所症状が主．

検査と診断
- CT，MRIで画像診断．
- 悪性腫瘍のスクリーニングで発見されることも多い．
- 問診の際に，癌の既往について尋ねる．
- 癌の既往がない患者に，特に境界明瞭な造影効果のある脳実質内（時に充実性，時にリング状）腫瘍が1個または数個以上発見された場合でも本症を疑う．

治療
- 原発腫瘍の診断と状況（生命予後），腫瘍の部位，大きさ，個数により治療を行うか否かを決定．
- 原発腫瘍による生命予後が6か月以上あり，腫瘍が直径3cm以上のものが1個または1回の手術で治療できる数個，治療リスクの少ない場所であれば手術．
- 10個以内の転移であり最大直径2.5cm以下であればガンマナイフやサイバーナイフなどの定位放射線治療．

治療
- 多くの腫瘍がある場合やガンマナイフのみでの腫瘍制御が困難な場合，全脳照射．
- 原疾患の治療を行う医療チームと転移性脳腫瘍の治療を行うチーム，および地域の医療介護チームの密接な連携の下で治療を進めることが重要．

合併症
- 手術による麻痺や言語障害，痙攣の出現．
- 放射線治療・ガンマナイフなどによる浮腫の悪化，放射線壊死．
- 長期に生存できた場合，知能低下などを来たす可能性．

薬剤
- 脳浮腫の軽減のために，ステロイド内服（プレドニゾロン，デキサメタゾン）．
- 急性悪化時にはグリセオール®，イソバイド®などの浸透圧利尿薬．痙攣には抗痙攣薬．
- 原疾患の治療のための化学療法剤．

MEMO
定位放射線装置による脳腫瘍の治療

　近年ガンマナイフやサイバーナイフの登場により，さまざまな脳腫瘍治療が低侵襲に行えるようになった．1回または数回の照射治療で済むので，患者は長く入院する必要がなく，また放射線の効果も高い．これまであまり放射線の効果が小さいとされてきた良性腫瘍にも多く適用されている．しかし，本治療に最も適している病変は病変が境界明瞭で，多発することもある転移性脳腫瘍である．転移性脳腫瘍のガンマナイフによる腫瘍コントロール率は原疾患の予後にも影響されるが，おおむね80〜90％程度と考えられている．転移性脳腫瘍に対して，ガンマナイフのみで治療するか，それに全脳照射を加えるかでは両者間に生存率などで優位差はないが，全脳照射を加えるとその後の脳腫瘍転移の治療をする率は少なくなるとされている．

ココがポイント！ 予後は原疾患のコントロール状況による．患者自身の病状把握の程度を知ったうえで対応する！

●転移性脳腫瘍

●看護のポイント

観察事項	観察のポイント
●意識レベル ●頭蓋内圧亢進症状 　●頭痛，嘔吐，視力障害 ●瞳孔異常 ●四肢麻痺 ●精神症状 ●バイタルサイン ●痙攣発作	●程度（強さ）や頓用薬の使用頻度 ●嘔吐による誤嚥に注意 ●意識障害による舌根沈下に注意 ●痙攣発作時，どの部位から始まったか，どのくらい持続しているかなど
《放射線・化学療法に伴う症状》 ●脳浮腫による頭痛・悪心 ●痙攣発作 ●消化器症状 ●骨髄抑制 ●脱毛・皮膚の状態	⇒放射線治療・化学療法の項を参照
●ガンマナイフ後ビス穿刺部の状態 ●深部静脈血栓症（p.124参照）	●止血の確認
●癌性疼痛	●疼痛の強さや薬の効果 ●麻薬の副作用（悪心や便秘，幻覚など）の観察
●患者への告知状況	●医師からの説明内容 ●家族の希望 ●患者の疾病に対する受容，精神状態

注意	● 転移性脳腫瘍は放射線治療もしくは手術が行われる．放射線治療の場合，脳浮腫や痙攣発作に注意することが大切である． ● 手術の場合は手術前後での脳神経症状の変化・合併症に注意する．

考えられること	対応
● 腫瘍自体の容積，多発性病変に加え，腫瘍周囲の脳浮腫により頭蓋内圧亢進と脳ヘルニアを引き起こす ● 血圧上昇，徐脈，チェーン・ストークス呼吸，意識障害，瞳孔不同は脳ヘルニアのサイン ● 腫瘍の位置によっては脳脊髄液の循環を障害し，急性水頭症を併発する可能性がある	● 頭蓋内圧亢進に対しては，p.120-1参照 ● 急変に備えて心電図，SATモニター監視と挿管の準備 ● 疼痛や悪心に対し頓用薬の使用・効果を観察しながら投与 ● 抗痙攣薬の投与・血中濃度の観察（痙攣発作時の対応⇒痙攣の項目〈p.39〉参照） ● 脳神経症状が悪化した場合は医師へ報告
	● 止血不良の場合は，包帯で圧迫．翌日消毒
● 疼痛コントロールが不良であるとADLやQOLが低下する	● 麻薬による疼痛管理
	● 告知の状況と家族の希望を把握して，医療者の対応を統一していく ● 終末期のこともあり，必要時には早期自宅退院へのサポート，在宅指導を行っていく

脳腫瘍

感染
髄膜炎

病態
- 中枢神経系の感染症．主として中枢神経系以外に細菌感染巣のあるものと中枢神経系そのものや周囲の構造物（副鼻腔・中耳・頭蓋骨髄）から感染するものがある．
- 脳外科領域では術後に生ずるものが大多数．

症状
- 発熱（急激に上がる高熱：spiky fever），項部硬直，食欲不振，異常行動．

検査と診断
- 感染経路についての問診，調査．
- **髄液検査**：細胞数の増加，糖の低下，急性期の細胞分画ではリンパ球より好中球が多い．ウイルスや細菌，結核菌，真菌などが原因となる．
- **造影CTおよびMRI**：髄膜および脳室壁の造影，水頭症が描出されることがある．

治療
- **抗生物質投与**：ただし培養検査で起炎菌の同定が困難なことも多い．薬剤によっては髄腔内投与することもある．重篤な予後となる可能性があり，抗生物質を大量に使用することが多い．
- **浸透圧利尿薬投与**：頭蓋内圧亢進や脳浮腫に対して行う．
- **免疫グロブリン製剤投与**：特に重症例では3日ほど全身投与および髄腔内投与を行う．
- 腰椎ドレナージによる感染髄液の排泄や抗生物質で灌流する治療もある．

合併症
- 脳血管攣縮による麻痺．
- 痙攣発作．
- 結核性骨髄炎の治療に用いる抗結核薬の長期服用による肝障害など，薬剤による副作用．

薬剤
- 抗生物質が最も重要であり大量に使用することが多い．また2剤以上用いることも多い．
- 髄腔内投与の場合は投与量は約1/10量であるが，施設により治療方法はまちまちであり，個々の施設での治療法に準ずる．

医師からのワンポイント

髄液検査の読み方

髄液検査（p.74）にも触れられているが，ここで詳しく所見の読み方について補足する．

- **細胞数**：通常，髄液は無菌エリアであるため白血球は存在しない．細菌やウイルスと戦う白血球の増加は，炎症の程度を反映する．
- **白血球分画**：活動性の感染の場合は白血球のうちの好中球の増多を認める．逆に改善するに従い，リンパ球の割合が増え，好中球は減少する．
- **髄液糖値**：細菌が髄液中に存在すると，エネルギー源である糖を消費するため，髄液糖値は減少する．

ココがポイント！ 髄膜炎を疑ったらすぐに検査！ 診断後は速やかに治療を開始し，どこから感染したのかについての問診も重要！

● 髄膜炎

●看護のポイント

観察事項	観察のポイント
● 発熱 ● 髄膜刺激症状 　● 頭痛，嘔吐，項部硬直 　● ケルニッヒ徴候 　● ブルジンスキー徴候 　● 羞明（まぶしく感じる） ● 痙攣 ● 腰椎穿刺施行時の髄液の性状や細胞数 ● 栄養状態 ● 精神症状	● 前日まで元気でも急に発熱，頭痛が出現 ● 重篤になると脳神経症状が出現 ● バイタルサイン，意識レベルの変動に注意 ● 開頭術後は，ドレーンの挿入，髄液漏などで，髄膜炎を起こす可能性が高く，髄膜刺激症状の出現を早期に発見する

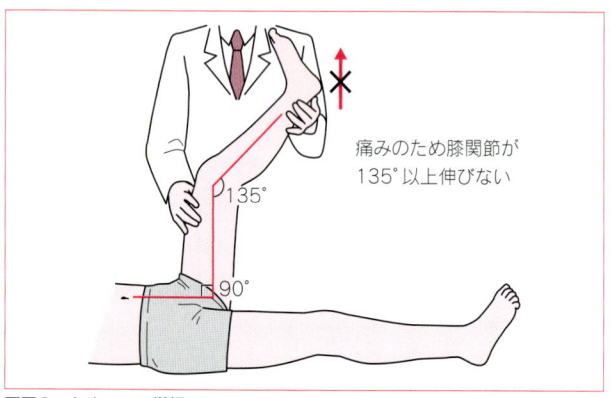

痛みのため膝関節が135°以上伸びない

■図1　ケルニッヒ徴候

> **注意**
> - 痙攣発作の可能性を十分に配慮する.
> - 薬剤投与も重要であるが,なにより栄養を早期に与え,全身状態を悪化させないように努めるのも大切である.

考えられること	対応
●頭痛,発熱による苦痛 ●髄膜が刺激されると,項部,背部,四肢の筋緊張が高まって,無理に動かそうとすると苦痛を伴う.そのためケルニッヒ徴候やブルジンスキー徴候,項部硬直がみられる(図1,2) ●急な発病による不安 ●検査・治療に対する不安,苦痛 ●合併症・後遺症の出現	●髄膜刺激症状の観察,報告 ●発熱,頭痛など苦痛の軽減 ●抗生剤など点滴管理(原因により点滴内容が異なる) ●早期に栄養を与え,全身状態を悪化させないようにする ●検査,治療による不安の緩和 ●必要に応じADL介助 **《手術後の感染予防》** ●創部の清潔保持 ●ドレーン操作,髄液漏時の処置時の清潔操作の徹底 ●患者へは創部を触らないように伝え,ガーゼ汚染,髄液鼻漏(咽頭へのたれこみ感,鼻汁),頭痛出現時はすぐ知らせるように指導する

感染

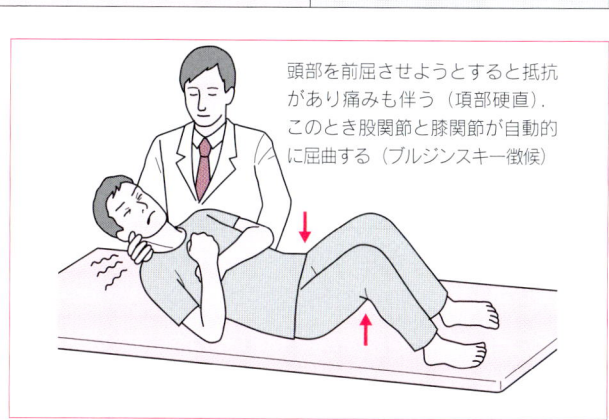

頭部を前屈させようとすると抵抗があり痛みも伴う(項部硬直).このとき股関節と膝関節が自動的に屈曲する(ブルジンスキー徴候)

■図2 項部硬直とブルジンスキー徴候

■感染
脳膿瘍

病態
- 感染経路は髄膜炎に準ずるが，硬膜内外および脳内に感染が波及し，膿のかたまりが生じたもの．
- う歯や感染性心内膜炎，耳鼻科領域疾患などが原因となる．
- 強い脳浮腫を伴う．
- 髄膜炎同様，急激に上がる高熱（spiky fever）を認める．

検査と診断
- 感染経路についての問診，調査．
- 髄膜炎に比較し，血液検査などで白血球やCRPの上昇が認められないことが多い．
- 造影CTおよびMRI：周囲が造影された円形の病変として描出されることが多い（図1）．
- MRI拡散強調画像：内部の膿が高輝度に描出される．

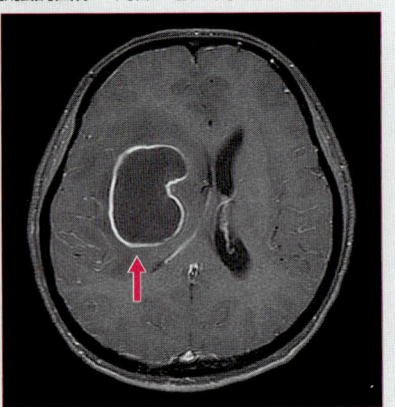

■図1 左片麻痺および意識障害で発症した脳膿瘍
入院時の造影MRI．

治療
- 保存的治療は髄膜炎と同様（p.154参照）．
- 手術治療は主に穿頭か小開頭による膿瘍ドレナージ術（図2）．

> **ココがポイント！** 脳膿瘍は血液データの異常や発熱を必ず伴うわけではない．神経学的異常の出現および変化に注意する！

治療

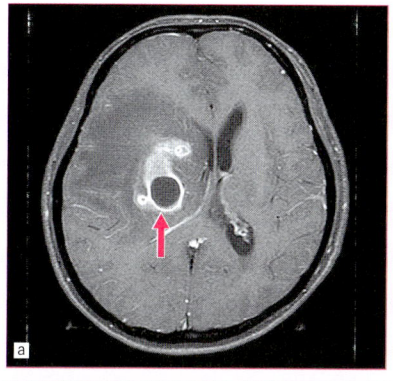

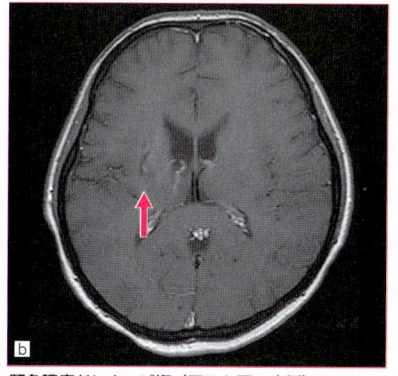

■図2 緊急膿瘍ドレナージ術（図1と同一症例）
膿瘍を縮小した後，抗生剤の長期投与で神経学的異常なく退院した．
a：膿瘍ドレナージ術後の造影MRI．
b：最終造影MRI．

合併症
- 頭蓋内圧亢進
- 痙攣発作

薬剤
- 抗生物質が最も重要であり大量に使用することが多い．また2剤以上用いることも多い．
- 髄液移行性が高く，嫌気性菌をカバーする抗生物質を用いる．
- 髄腔内投与の場合は投与量は約1/10量であるが、施設により治療方法はまちまちであり，個々の施設での治療法に準ずる．
- 頭蓋内圧亢進にはグリセオール®，痙攣には抗痙攣薬．

● 脳膿瘍

●看護のポイント

観察事項	観察のポイント
● 意識レベル ● 頭蓋内圧亢進症状 　● 頭痛, 悪心・嘔吐 ● 発熱	● 急変する恐れがあるため, バイタルサイン, 脳神経症状のわずかな変化も見逃さない ● 初期症状として頭痛, 意識障害, 痙攣が多い
● 瞳孔異常 ● 痙攣 ● 四肢麻痺 ● 感覚障害	● 膿瘍部位に相関した局所症状
● 精神症状 ● 栄養状態	

> **注意**
> - 痙攣発作の可能性を十分に配慮する．
> - 膿瘍ドレーン留置中は，ドレーンの自己抜去や自然抜去が決して起きないよう，患者の小さな動きを踏まえてのドレーンの長さ，配置を調整する．

考えられること	対応
● 膿が皮膜に囲まれ腫瘍を形成すると，その周囲に脳浮腫を伴い，頭蓋内圧亢進症状をきたす ● 頭蓋内圧が高くなると，生命にかかわる脳ヘルニアを引き起こす危険がある	● バイタルサイン，脳神経症状の観察，変化があれば医師へ報告 ● 急変，手術に対する準備 ● 発熱，頭痛などの苦痛の緩和 ● 点滴管理（抗生剤，脳圧降下薬など） **《脳圧降下薬投与中の注意点》** 　● 脱水症状 　● 水分バランス，電解質の把握 ● 手術になる場合は術前後の全身管理（穿頭ドレナージ，開頭術）⇒開頭腫瘍摘出術〈p.83〉，ドレーン排液異常〈p.50〉の項を参照 ● 合併症，再発の予防 ● 痙攣発作時の対応⇒痙攣の項（p.39）参照
● 局所症状の変化から，脳病変の広がりが推測できる	
	● 患者，家族の精神的ケア ● 早期に栄養を与え，全身状態を悪化させないようにする

感染

■機能的疾患
三叉神経痛

病態
- 顔面の知覚を司る三叉神経本幹の脳幹からの数mmの部分までを三叉神経根部(root entry zone;REZ)とよび,この部位への刺激が突発的な激痛を生み出す.
- 脳血管が神経を圧迫して生ずるほか,脳腫瘍などからの圧迫を原因とするものがある.

検査と診断
- 痛みの原因精査にはMRI,特に脳血管を描出するMRAにより圧迫血管を確認(図1).

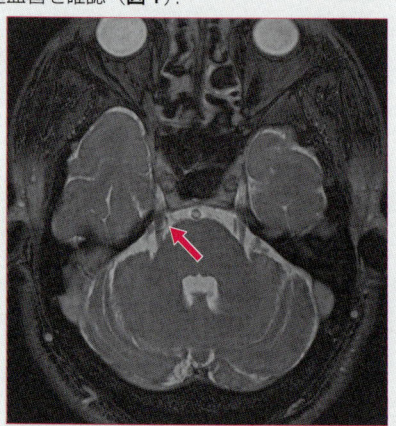

■図1　三叉神経に上小脳動脈が接触

治療
- 薬剤投与.
- ペインクリニック科で行われるブロックなどの治療.
- ガンマナイフ治療(2006年12月現在保険適応なし).
- **手術治療(微小血管減圧術)**:根本的な治癒を目指す場合には全身麻酔下の開頭手術を行う.図2のように三叉神経根部と血管が触れないように,血管をスポンジで移動させる.80%は永久治癒する.

> **ココがポイント!** 痛みは他覚的にとらえられないが,食事や洗顔など,可能なかぎり患者の視点でのケアが必要!

治療

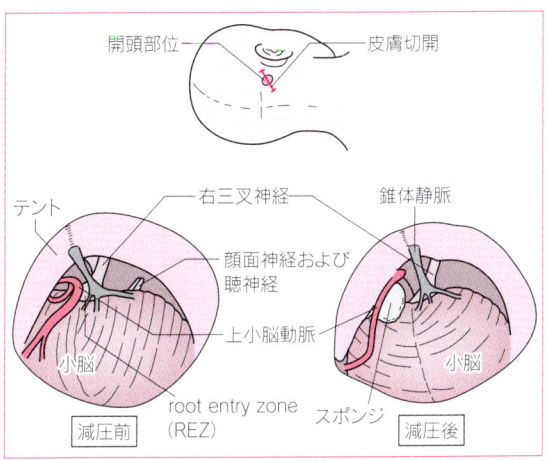

■図2　手術治療（微小血管減圧術）

ラベル：開頭部位、皮膚切開、テント、右三叉神経、錐体静脈、顔面神経および聴神経、上小脳動脈、小脳、root entry zone (REZ)、スポンジ、減圧前、減圧後

合併症

- 手術治療による合併症：
  - 顔面神経麻痺や聴力障害（遅発性に出現することあり）
  - 静脈還流障害による出血や梗塞
  - 脳幹梗塞
  - 髄液漏および髄膜炎

薬剤

- カルバマゼピン（テグレトール®），フェニトイン（アレビアチン®）などの抗痙攣薬が投与初期に効果的．しかし長期的には効果が上がらず，眠気やふらつきなどの副作用が難点となる．入院患者の場合，カルバマゼピンの常用量は個人により異なり，テグレトール®錠剤も100mgと200mgが存在するため，特に注意を要する．

機能的疾患

● 三叉神経痛

● 看護のポイント

観察事項	観察のポイント
● 意識レベル ● 麻痺 ● 瞳孔・眼球異常 ● 髄液の皮下貯留	● JCS・GCSを用いる⇒意識レベル低下の項（p.22）参照 ● MMT（徒手筋力検査）を用いる
● 髄液漏 ● 発熱 ● 髄膜刺激症状 　● 頭痛，項部硬直 ● 血液データ ● 悪心・嘔吐，めまい ● 嚥下障害 ● 嗄声 ● 聴力低下 ● 顔面神経麻痺	● **髄液漏の有無**： ①咽頭に，あるいは鼻から液が流れてこないか（髄液と鼻汁の鑑別が必要） ②起坐で増強，臥位で消失しないか ● ムセの有無 ● 額のしわ ● 鼻唇溝の左右差 ● 眼瞼下垂

注意	● 手術部位は脳幹の存在する後頭蓋窩であるため，術後出血をきたすと生命の危機に直結する．頻回な意識レベルの確認やバイタルチェックが重要である． ● 遅発性の聴力障害や顔面神経麻痺の出現に注意する．

考えられること	対応
● 意識レベル，瞳孔所見，頭痛などに異常があれば，術後出血や脳浮腫（頭蓋内圧亢進），髄膜炎を疑う ● 眼振は小脳近傍を操作するため，出現することがある	● 意識レベル，瞳孔所見，頭痛など，異常があれば医師へ報告，CT検査 ● 髄液の皮下貯留があれば，ガーゼの上に包帯で圧迫
● 手術で乳突蜂巣を開放することがあり，髄液漏リスクがある．頭痛を伴えば低髄圧も疑う ● 髄液漏があると髄膜炎と脳気症のリスクが生ずる ● 悪心・嘔吐，めまいは低髄圧か頭蓋内圧亢進を疑うが，手術部位近傍に嘔吐中枢があり，術後2～3日は生じうる ● 嚥下障害，嗄声，聴力低下，顔面神経麻痺は神経の除圧術操作により，下部脳神経（聴神経，顔面神経，舌咽神経，迷走神経）障害として生じうる	● グルコーステステープで流出液を確認，糖が陽性ならば髄液漏と考え，医師へ報告 ● 頭蓋内圧亢進には頭部を20～30°挙上し，床上安静 ● 髄液漏が難治の場合，腰椎穿刺や腰椎ドレナージで髄液を排出，癒着を促す ● 鼻を強くかむ，咳，くしゃみなど，腔の圧力を急に高める行為は禁止するように説明 ● 発熱には消炎鎮痛薬（ロキソニン®，ポンタール®），悪心にはプリンペラン®の使用．経口投与不可ならば坐薬 ● 水分バランスの管理 ● 術後，必ず水で嚥下チェック．ムセがあれば，医師へ報告．経口摂取困難時の脱水予防，栄養管理，食事の工夫 ● 聴力障害は自然軽快することを説明

機能的疾患

■機能的疾患
顔面痙攣

病態
- 顔面の運動を司る顔面神経の脳幹からの数mmの部分までを顔面神経根部（root entry zone；REZ）とよび，この部位への刺激が顔面痙攣の原因となる．
- 脳血管による神経への圧迫が最も多い原因．
- 図1のような表情がみられる．痙攣部位が眼輪筋のみか，口輪筋や広頸筋まで及んでいるかの観察が重要である．

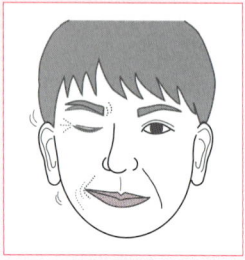

■図1　右顔面痙攣

検査と診断
- 原因精査にはMRI，特に脳血管を描出するMRAにより圧迫血管を確認（図2）．

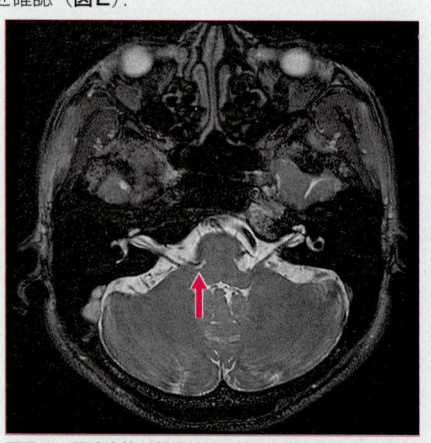

■図2　圧迫血管が顔面神経脳幹入口部を圧迫

> **ココがポイント！** 三叉神経痛同様，後頭蓋窩の手術であり，術後出血などの際により早い対応が必要となるため，術後3日間はモニタリングを施行する

治療
- 薬剤投与.
- ボツリヌス菌毒素（ボトックス®）による治療.
- **手術治療（微小血管減圧術）**：根本的な治癒を目指す場合には全身麻酔下の開頭手術を行う.

合併症
- **手術治療の合併症：**
  - 顔面神経麻痺や聴力障害（遅発性に出現することあり）
  - 静脈還流障害による出血や梗塞
  - 脳幹梗塞
  - 髄液漏および髄膜炎

薬剤
- クロナゼパム（リボトリール®）が最も使用される．個人により常用量が異なるため注意を要する.

> **MEMO**
> ### ボツリヌス治療
>
> A型ボツリヌス毒素を上眼瞼や下眼瞼，鼻唇溝，下口唇などの痙攣の強い部位の表情筋に筋注する．この毒素は神経細胞の神経終末でアセチルコリンの放出を阻害する働きをするため，ある一定期間，注入部位の筋収縮（痙攣）を抑えることができる．3〜4か月を目安とし，症状の再発をみて治療を継続する．この治療で顔面痙攣の完治を目指すのは難しいが，手術治療合併症である聴力障害などの危険はない．ただし，最近，ボツリヌス治療によるアレルギーショックなどの重篤な合併症の報告があり，留意する必要がある.

機能的疾患

● 顔面痙攣

●看護のポイント

観察事項	観察のポイント
● 意識レベル ● 麻痺 ● 瞳孔・眼球異常 ● 髄液の皮下貯留	● JCS・GCSを用いる⇒意識レベル低下の項（p.22）参照 ● MMT（徒手筋力検査）を用いる
● 髄液漏 ● 発熱 ● 顔面痙攣 ● 髄膜刺激症状 　● 頭痛，項部硬直 ● 血液データ ● 悪心・嘔吐，めまい ● 嚥下障害 ● 嗄声 ● 聴力低下 ● 顔面神経麻痺	●**髄液漏の有無：** ①咽頭に，あるいは鼻から液が流れてこないか（髄液と鼻汁の鑑別が必要） ②起坐で増強，臥位で消失しないか ● ムセの有無 ● 額のしわ ● 鼻唇溝の左右差 ● 眼瞼下垂

注意	● 手術部位は脳幹の存在する後頭蓋窩であるため，術後出血をきたすと生命の危機に直結する．頻回な意識レベルの確認やバイタルチェックが重要である．

考えられること	対応
● 意識レベル，瞳孔所見，頭痛などに異常があれば，術後出血や脳浮腫（頭蓋内圧亢進），髄膜炎を疑う ● 眼振は小脳近傍を操作するため，出現することがある	● 意識レベル，瞳孔所見，頭痛など，異常があれば医師へ報告，CT検査 ● 髄液の皮下貯留があれば，ガーゼの上に包帯で圧迫
● 手術で乳突蜂巣を開放することがあり，髄液漏リスクがある．頭痛を伴えば低髄圧も疑う ● 髄液漏があると髄膜炎と脳気症のリスクが生ずる ● 顔面痙攣は術直後に通常は消失するが，1週間程度続く例や一時的に再増する例もある ● 悪心・嘔吐，めまいは低髄圧か頭蓋内圧亢進を疑うが，手術部位近傍に嘔吐中枢があり，術後2～3日は生じうる ● 嚥下障害，嗄声，聴力低下，顔面神経麻痺は神経の除圧術操作により，下部脳神経障害として生じうる ● 解剖学的に顔面神経のきわめて近くを走行しているのが聴神経であるため，聴力障害が一番合併しやすい	● グルコーステステープで流出液を確認．糖が陽性ならば髄液漏と考え，医師へ報告 ● 頭蓋内圧亢進には頭部を20～30°挙上し，床上安静 ● 髄液漏が難治の場合，腰椎穿刺や腰椎ドレナージで髄液を排出，癒着を促す ● 鼻を強くかむ，咳，くしゃみなど，腔の圧力を急に高める行為は禁止するように説明 ● 発熱には消炎鎮痛薬（ロキソニン®，ポンタール®），悪心にはプリンペラン®の使用．経口投与不可ならば坐薬 ● 水分バランスの管理 ● 術後，必ず水で嚥下チェック．ムセがあれば，医師へ報告．経口摂取困難時の脱水予防，栄養管理，食事の工夫 ● 聴力障害は自然軽快することを説明

機能的疾患

■機能的疾患
てんかん

病態
- **てんかん発作**：脳のニューロンにおいて異常な電気が発作的に生じた結果，発生した部位によって，意識や運動，感覚，自律神経，精神，行動などの異常が症状として出現するものである．
- てんかん発作は部分発作と全般発作に大別される．
- **部分発作の症状**：意識障害を伴わないもの（単純部分発作）と伴うもの（複雑部分発作）があり，運動，感覚，自律神経，精神症状を呈する．
- **全般発作の症状**：意識欠損（欠神発作），突然の短いショック様の筋収縮（ミオクロニー発作），交互に繰り返す急激な筋脱力と短い攣縮（間代発作），持続する強直性筋収縮（強直発作），筋トーヌスの低下（脱力発作）など．

診断
- 低血糖や発熱などの代謝性疾患の否定，反復する発作，脳波でてんかん波が認められることで診断する．

治療
- 薬剤投与．
- **手術治療**：薬物抵抗性で難治性のてんかんの場合に適用される．

合併症
- 薬疹（スティーブン・ジョンソン症候群など）
- 肝機能障害や血球減少症

薬剤
- 発作により使用薬剤は異なるが，主にバルプロ酸ナトリウム（デパケン®），フェニトイン（アレビアチン®），カルバマゼピン（テグレトール®），ゾニサミド（エクセグラン®），フェノバルビタール（フェノバール®）．注射剤はアレビアチン®（静脈注射）とフェノバール®（筋肉内注射）のみ．
- アレビアチン®は他薬剤と反応し混濁する傾向があるので，単独ルートが望ましい．また，ワンショットで投与する場合は心停止が起きる可能性があることに留意する．
- 抗痙攣薬の服用中は定期的な薬物血中濃度の測定を行い，治療薬物濃度を判定する．
- 中毒の場合には食欲不振や振戦などが出現する．
- 個人により内服量が異なることに留意する．

医師からのワンポイント

痙攣時の対応

痙攣時の対応アルゴリズムはp.39に掲載されているが，急激な発症を目の当たりにすると対応に不安を覚えることが多いため，ここで再度，対応と治療の流れを箇条書きにまとめる．

① まずは落ち着いて酸素投与．ドクターコールし，ほかの看護師の応援を呼ぶ．
② ジアゼパム（セルシン®）投与時の無呼吸に備え，アンビューバッグを用意し，ルート確保を行う．
③ 医師によるジアゼパム投与．
④ 発作が消失するまでジアゼパムを投与．
⑤ 痙攣発作の原因が脳内病変である可能性を除外するため，CT検査を行う．
⑥ その後の痙攣防止のため，医師がその患者に合った抗痙攣薬の選択を行う．

MEMO

脳波（electroencephalography；EEG）

頭皮につけた電極を用いて，脳の活動を活動電位の総和として検出する．健常者の安静閉眼時には①のような8〜13Hzのα波がみられるが，てんかん患者の痙攣時には②のような脳波など，異常脳波（てんかん波）が認められる．

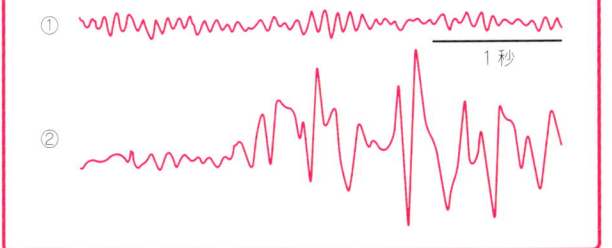

機能的疾患

ココがポイント！ てんかんは脳神経疾患を扱う病棟では非常に多い疾患であるが，患者個人においてはADLや社会的環境に大きな影響を及ぼす．したがって，患者の立場に立ったケアが重要となる！

●てんかん

●看護のポイント

観察事項	観察のポイント
●前駆症状 　●しびれ，視覚異常，めまい，消化器症状，不安感	
●発作時 　●意識レベル 　●バイタルサイン 　●筋肉の状態	●発作の発生時間と持続時間の確認 ●身体のどの部分から生じたか，その広がりの有無と程度 ●気道確保はなされているか ●薬剤使用による呼吸抑制はないか ●痙攣発作後の異常所見（麻痺の出現，意識レベルの障害など）をみる
《複雑部分発作》 ●意識消失，刺激に無反応，健忘	
《部分性てんかん》 ●強直性，意識は保たれる，一側上下肢，顔面の間代性（収縮と弛緩を繰り返す）発作	
《全般性欠神発作》 ●約10秒持続する意識消失（無動凝視）発作	
《全般性ミオクローヌスてんかん》 ●短時間のびくっとするような筋収縮	
《全般性強直性間代性痙攣》 ●眼球上転，瞳孔散大，呼吸抑制，失禁，意識レベル低下，筋緊張，舌損傷	

注意	● 発作の初回がいつか，どのような発作か，頻度はどうか，常用薬の量，仕事や家族，生活の社会的背景などの確認が重要である． ● 発作出現時には発作時間と状態をよく観察し，舌をかむ・転倒に注意する．

考えられること	対応
● 前駆症状には個人差がある	● 情報として，前駆症状の特徴を知っておく
● 30秒〜1，2分の持続発作後，もうろう状態を呈する場合は側頭葉由来 ● 30秒以内で発作からの回復が早い場合は前頭葉由来	● バイタルサインの測定 ● 意識レベルの把握 ● モニタリング ● 異常がみられれば医師へ報告 ● 抗痙攣薬の準備
● 一次運動野から，脊髄路に広がって生じる，もしくは他の脳葉から一次運動野に波及して生じる	● 筋緊張を和らげる目的で，温タオルなどで，筋肉をほぐす ● 酸素投与準備 ● 必要に応じて，救急カート準備
● 過呼吸負荷が原因で誘発される．突然に起こって，突然に回復する	● 程度が重度の場合や対応が一人では困難な場合，周囲に応援を要請する ● 全般性強直性間代性痙攣では頻回な観察を継続する
● 意識は保たれるが意識レベルは落ちている	
● 一時的に生じている場合と他のてんかんから二次性に生じている場合がある	

機能的疾患

■機能的疾患
パーキンソン病

病態
- 中脳には黒質とよばれるメラニン色素（黒ゴマのようにみえる）が集まっている部位があり，ここが障害を受けることによって体の動きを調節するドパミンが出なくなる疾患．

症状
① **静止時振戦**：手がプルプル震えたり，足が貧乏ゆすりのように震える．テレビ視聴時などのリラックス状態に震えていることが特徴．緊張するとひどくなる傾向．また，歩行時に指先が（特に親指）震える人が多い．
② **固縮**：首や手足の関節が固くなる現象で，患者には自覚がなく，医師や看護師が関節を動かすと固く感じる．
③ **無動**：顔の表情が乏しくなったり，まばたきが少なくなる．
④ **姿勢反射障害**：首をひょこっと出したような前傾・前屈姿勢．スムーズに人をよけて歩けないため人ごみなどが苦手．歩行時に，一歩目がうまく出ない，方向転換がしにくい，加速がついてしまう状態を伴う．

検査と診断
- 診断は患者の診察や家族への問診，画像所見をもとに行う．
- 頭部MRIが主．基本的に結果は正常であることがポイント．
- 上記4徴のうち2徴以上そろえばパーキンソン病と診断．
- 時に診断的治療としてドパミン製剤を内服させ，その効果をみることで確定診断する場合がある．

治療
- 進行した重度のパーキンソン病では手術する場合もあるが，薬物療法とリハビリテーションが主．
- ドパミン不足で症状が出るため，次のいずれかの薬剤を摂取．
  ①ドパミン，②黒質を刺激してドパミン放出量を増やす薬剤，③ドパミン分解作用を抑制して，ドパミン作用時間を長くする薬剤．
- 関節運動や歩行練習，パーキンソン体操，音楽療法など．

合併症
- 自律神経障害（便秘や起立性低血圧，排尿障害など）．
- うつ症状．

> **ココがポイント！** 内服治療も大事だが，リハビリも非常に重要．デイサービスなど積極的に取り入れよう！

薬剤
- 直接ドパミン（L-ドパ）を服用する．
- 黒質を刺激してドパミン放出量を増やす．塩酸アマンタジン（シンメトレル®）やカベルゴリン（カバサール®），塩酸ブロモクリプチン（パーロデル®），メシル酸ペルゴリド（ペルマックス®）．
- ドパミン分解作用を抑制する．セレギリン（エフピー®）．
- 副作用

  服用初期：悪心や食欲不振，幻覚，不穏など．
  長期服用：不随意運動，ON-OFF現象，薬効時間が短くなるWEARING OFF現象など（MEMO参照）．

MEMO
パーキンソン気質

パーキンソン病患者と接するうえで医療者が注意することがある．もともと患者は「パーキンソン気質」という神経質でネガティブな考え方をする性格である場合が多い．医療者が少しキツイことを言ったり，話半分で切り上げようとしたりすると精神的にショックを受け，これが身体に影響して不調を訴えるときがある．普通の日常会話でもキツイと感じがちなので言葉には気をつける必要がある．逆にちょっとした優しい言葉や気遣いでずいぶん症状が良くなる場合もある．

MEMO
長期服薬時の薬の副作用

不随意運動：自分の意思とは関係なく手足や口唇が勝手に動いてしまうこと．

ON-OFF現象：電気のスイッチがついたり消えたりするように突然薬の効果が切れて動けなくなったり，急に動けるようになったりすること．

WEARING OFF現象：たとえば3時間効いていた薬の効果が1時間しかもたなくなること．

上記のような症状が出た場合，発症時間や持続時間などをメモして医師へ報告すると治療方針の検討の際に役立つ．

> **これはダメ！** 内服薬はどんな理由でも急に中止させない．悪性症候群という重篤な副作用が出ることがある！

●パーキンソン病

●看護のポイント

観察事項	観察のポイント
●筋強剛 ●振戦	●持続性の筋肉抵抗の有無，全身のどの部位に生じ，左右差があるか ●静止時や動作時の振戦 ●振戦の部位と広がり，出現しやすい時間
●無動・寡動	●動作状態（表情の変化，まばたき現象） ●身振りなどの日常動作，歩行時の手振りの減少 ●寝返りや坐位から立位への姿勢転換困難 ●抑揚のない発声 ●ロボットのような動作
●姿勢・歩行障害 　●立位・坐位の姿勢 　●歩行時の状態	●特徴的な姿勢：体幹は前傾・前屈，下肢では股関節・膝関節が軽度屈曲．身体全体が前方に傾く ●立位で左右の脚の間隔は正常 ●すり足・小刻み歩行，歩行速度の低下，歩行開始困難（すくみ足），突進歩行など
●自律神経障害 ●精神症状 　●幻覚・妄想など	●便秘 ●起立性低血圧 ●神経因性膀胱による排尿障害

> **注意**
> - 治癒することのない慢性疾患であり，病期に応じた看護が重要である．
> - 生活機能が低下するため，必要な補助具を取り入れる．
> - 治療の主体は薬物療法であり，正しい服薬を続けるように指導する．

考えられること	対応
● カクカクというような歯車様の抵抗感は歯車様筋強剛とよばれる ● パーキンソン病では筋強剛も振戦も左右差がある ● 錐体路や小脳系とともに，円滑な運動を行うのに重要な役割を果たす大脳基底核が障害されている ● 筋強剛や振戦が起こるのは黒質・線条体のドパミンの減少により不均衡が生じているためである ● 内服薬の血中濃度の低下で症状が起こっている ● 無表情，まばたき減少などは仮面様顔貌とよばれる	● ドパミン補充療法，抗コリン薬の使用，ドパミン受容体刺激薬などの薬物療法 ● 内服コントロール ● 運動療法（廃用症候群予防） ● 転倒に関連した看護計画を立案し，転倒防止に努める
● 姿勢障害に伴う腰痛の出現	
● 便秘は疾患そのものによる消化管運動の低下，および治療薬の副作用で生ずる	

機能的疾患

■頭部外傷
急性硬膜外血腫（AEDH）

| 病態 | ● 頭蓋骨線状骨折により直下の血管（硬膜を栄養する動脈や静脈洞）が損傷し，頭蓋骨と硬膜の間に血腫を形成する（図1）．血腫の拡大に伴い，脳が圧迫され，最悪の場合には脳ヘルニアとなり，死亡することもある． |

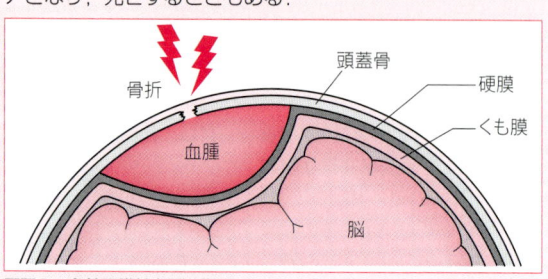

■図1 急性硬膜外血腫の構造

（骨折／頭蓋骨／硬膜／くも膜／血腫／脳）

| 検査 | ● **頭部単純X線（図2）**：血管圧痕を横切るような線状骨折（約10％は骨折がみられない）．
● **頭部単純CT（図3）**：頭蓋骨直下に凸レンズ型の高吸収域（AEDH）． |

| 治療 | ● 頭蓋内圧亢進に対する治療が第一．
①頭部挙上（20～30°），②浸透圧利尿薬の投与，③過換気療法，④バルビツレート昏睡療法[*1]，⑤低体温療法，⑥外科的減圧術[*2] |

| 合併症 | ● 生存者の多くは予後良好．治療のタイミングを逃すと死亡，遷延性意識障害，麻痺などの重篤な後遺障害．
● まれに痙攣発作．
● 消化管出血． |

| 薬剤 | ● **脳圧降下・浸透圧利尿薬**：D-マンニトール，グリセオール®など．
● **抗潰瘍薬**：ストレス潰瘍の予防，H₂ブロッカーやプロトンポンプ阻害薬（PPI）．
● **バルビツレート昏睡療法**：ネンブタール®，ラボナール®，イソゾール®など． |

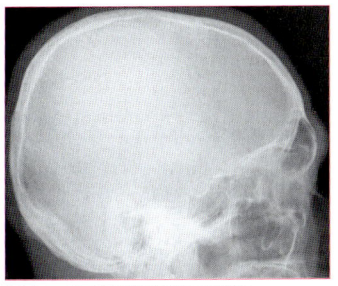

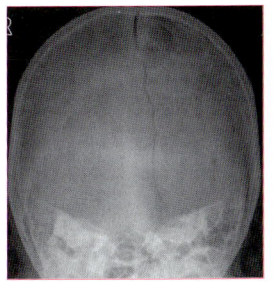

■図2　急性硬膜外血腫のX線像

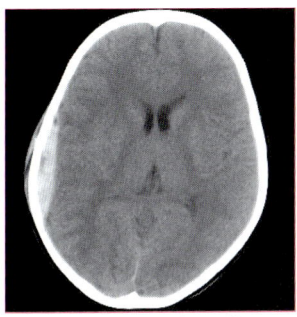

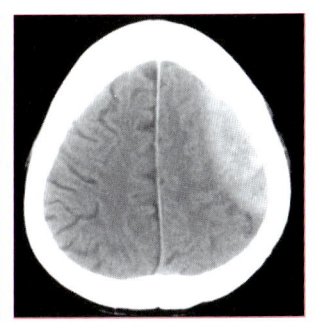

■図3　急性硬膜外血腫のCT像

> **ココがポイント！** 意識障害がある患者を観察する場合は多臓器損傷やアルコール飲用の有無を必ず検索する！

*1　バルビツレート昏睡療法：脳代謝低下に伴う脳保護作用や脳血液量低下に伴う頭蓋内圧低下などを目的として行う．

*2　外科的減圧術：基本的には緊急開頭硬膜外血腫除去手術を行い，出血源の止血を行う．無症状でかつ，受傷から長時間経過しているものやCT上の血腫の厚さが薄い（1.5～2cm以下）ものでは緊急手術を行わず，経過観察することもある．

頭部外傷

● 急性硬膜外血腫（AEDH）

● 看護のポイント

観察事項	観察のポイント
● 意識レベル ● 頭蓋内圧亢進症状 　● 頭痛，悪心・嘔吐 ● バイタルサイン 　● 呼吸不整，血圧など ● 瞳孔異常 　● 不同，対光反射 ● 片麻痺 ● 除脳硬直	● 意識清明期を経て数時間以内に急速に意識レベルが低下するか ● 血腫貯留による頭蓋内圧亢進症状が主体であるか
● 頭部や他の外傷部	● 頭部打撲，外傷による骨折も伴うため，疼痛や創部の感染徴候

注意	● 血腫の拡大により急激に意識レベルの低下，四肢麻痺の出現する恐れがあるため，注意深く時間ごとに症状を観察していく．

考えられること	対応
● 頭部打撲後，頭蓋骨骨折に伴い血腫を生じる ● 受傷時に脳震盪で意識障害があっても，その後血腫が増大するまでの間，意識が清明である ● 血腫の増大による頭蓋内圧亢進に伴い，急激に意識レベル低下やバイタルサインが変動するなど，重篤な状態に陥りやすい ● 瞳孔不同は，脳ヘルニアの進行を示す重要な徴候 ● 血腫と反対側の片麻痺出現，重症になれば除脳硬直，呼吸異常がみられる ● 時期を逃さず血腫を除去すれば比較的予後が良い	● バイタルサイン，脳神経症状観察を行い，異常の早期発見に努める．異常時，医師へ報告する⇒頭蓋内圧亢進・脳ヘルニアの項（p.118）参照 ● 急変（気道の確保），手術に対する準備 ● 点滴，血圧，疼痛管理 ● 入院と同時に手術になることが多いため，患者や家族の動揺，不安などの精神面への配慮を行う ● 手術後の全身管理，ドレーンの管理⇒開頭血腫除去術（p.82），ドレーン排液異常（p.50）の項参照
● 開放創があり，出血が多ければ感染やショック症状にも注意が必要となる	

頭部外傷

■頭部外傷
急性硬膜下血腫(ASDH)・脳挫傷

病態
- 脳表の血管が損傷し，硬膜下腔と脳表面の間に血腫を形成（図1）．脳実質への損傷（脳挫傷）や脳内血腫を伴うこともあり，脳浮腫や脳腫脹が強く，数十分のうちに脳ヘルニアに陥ることもある．

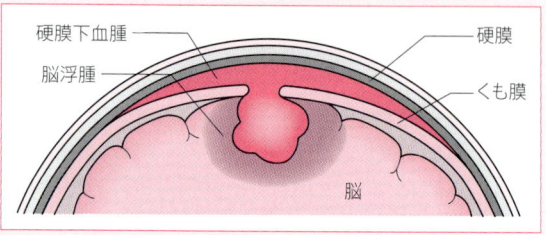

■図1　急性硬膜下血腫・脳挫傷の模式図

検査と診断
- **頭部単純X線**：頭蓋骨骨折は認めないこともある．
- **頭部単純CT**：脳表面に三日月型の高吸収域（ASDH, 図2a）．主に前頭葉や側頭葉に認められる高吸収域（脳挫傷性出血，図2b）とその周囲には不整形の低吸収域（脳浮腫，図2c）．

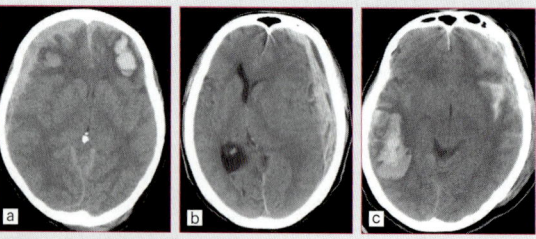

■図2　急性硬膜下血腫のCT像

治療
- 急性硬膜外血腫に準じ，頭蓋内圧亢進に対する治療（p.178）．
- 痙攣防止のため，抗痙攣薬の投与．
- **外科的減圧術**：硬膜下血腫の広がりや脳挫傷性出血の範囲を考慮し，大きな開頭を行い，緊急血腫除去術．多くの場合は骨弁を戻さない（外減圧を行う）．

> **ココがポイント！** 死亡率が高く，できるだけ早期の治療が重要となる．看護師にもより迅速な対応が求められる！

合併症
- 血腫の大きさや脳損傷の程度,治療のタイミングにもよるが,救命しても片麻痺や失語症などの後遺障害を残すことが多い.
- 痙攣発作.
- 消化管出血.

薬剤
- **脳圧降下・浸透圧利尿薬**:D-マンニトール,グリセオール®など.
- **抗痙攣薬**:急性期はフェニトイン(アレビアチン®)を点滴注射もしくは静脈注射で投与.その後,内服薬へ移行.
- **抗潰瘍薬**:H₂ブロッカーやプロトンポンプ阻害薬(PPI).
- **バルビツレート昏睡療法**:ネンブタール®,ラボナール®,イソゾール®など.

> **MEMO**
> **talk and deteriorate**
>
> ついさっきまで話していたにもかかわらず,その後すみやかに昏睡状態にまで悪化してくることが頭部外傷患者ではみられる."lucid interval(意識清明期)"ともよばれ,特に急性硬膜外血腫で有名な症状であるが,急性硬膜下血腫でも認められる.入院時,一見そんなに重篤にみえなくても,その数時間後には昏睡,死亡する例もあるということを肝に銘じなければならない.数時間の違いが,その後の患者のADLをまったく変えてしまう可能性がある.
>
> そのため,入院直後から少なくとも約6時間は頻回の訪室と,入念な患者の観察(瞳孔所見はいうまでもなく,意識レベル低下,頭痛,嘔吐,血圧上昇などの頭蓋内圧亢進症状)が必要である.

頭部外傷

● 急性硬膜下血腫（ASDH）・脳挫傷

● 看護のポイント

観察事項	観察のポイント
● 意識レベル ● 頭蓋内圧亢進症状 　● 頭痛，悪心・嘔吐 ● バイタルサイン 　● 呼吸不整，血圧など ● 瞳孔異常 　● 不同，対光反射 ● 四肢麻痺 ● 痙攣発作 ● 脳挫傷に対応した局所症状 ● ほかの出血部位と程度	● 意識清明期を欠き，受傷後より意識障害，呼吸障害，頭蓋内圧亢進症状を伴うことが多い ● 頭蓋内圧症状，脳挫傷に対応した局所症状の出現や急激な意識レベル低下，バイタルサインの変動に注意する
● 手術後の全身管理，ドレーンの管理	

注意	● 高度の脳挫傷を合併することが多く，受傷時より意識障害を認め，予後不良となりやすい． ● 血腫除去後，脳浮腫の治療で減圧術が行われた場合，骨欠損部を圧迫しないようにケア時に注意が必要となる．

考えられること	対応
● 血腫による圧迫と脳挫傷のために，頭蓋内圧が高まり，激しい頭痛や悪心，意識障害が認められる ● 血腫の圧迫で脳ヘルニアの状態になると，脳幹が侵され，呼吸障害を起こし，死に至ることもある ● 血腫の大きさと症状に程度により，緊急に手術が行われる	● バイタルサイン，脳神経症状観察を行い，異常の早期発見に努める．異常時，医師へ報告する ● 急変，手術に対する準備 ● 気道の確保 ● 点滴，脳圧管理 ● 入院と同時に手術になることが多いため，患者や家族の動揺，不安など精神面への配慮を行う
	● 手術後の全身管理，ドレーンの管理⇒開頭血腫除去術（p.82），減圧開頭術（p.84），ドレーン排液異常（p.50）の項参照 ● 合併症の予防と再発防止

頭部外傷

■頭部外傷
慢性硬膜下血腫（CSDH）

病態
- 比較的ごく軽度の頭部外傷が引き金となり，通常3週間以上かけてゆっくりと硬膜下腔に血液が貯留する．血腫の周囲には被膜が形成され，内容液はチョコレート状の流動血である（図1）．
- 60歳以上の中高年男性，高齢者やアルコール常飲者でみられる緩徐に進行する疾患であるが，発見が遅れ脳ヘルニアが生ずる例もある．

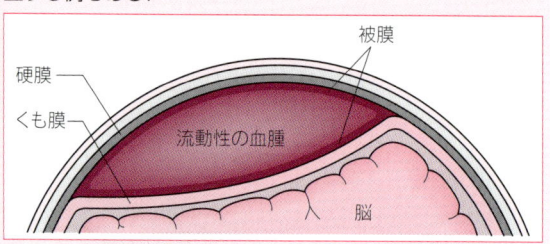

■図1　慢性硬膜下血腫の模式図

検査と診断
- **頭部CT**：脳表面に沿って三日月状の血腫が認められるが，血腫は高吸収域のもの，等吸収域のもの，低吸収域のものなどさまざま（図2）．両側性に血腫が存在することもある．
- 頭部MRI検査も診断確定に有用（図3）．

治療
- 無症状の場合は経過観察することもあるが，基本的に外科的治療を行う．手術は局所麻酔下に1か所で穿頭を行い，血腫内容を除去する簡易な方法で行われることが多い．

合併症
- 通常，予後はきわめて良好だが，術後短期間，せん妄や興奮状態となることがある．
- CSDHの再発（10％前後）．
- まれに痙攣発作．

薬剤
- 脳ヘルニアが切迫してきたら頭蓋内圧亢進を抑えるため，D-マンニトールやグリセオール®など．

> **ココがポイント！**　若年者では頭痛で，高齢者では認知症や活気の低下で，本症が発見されることが多い！

■図2 慢性硬膜下血腫のCT像

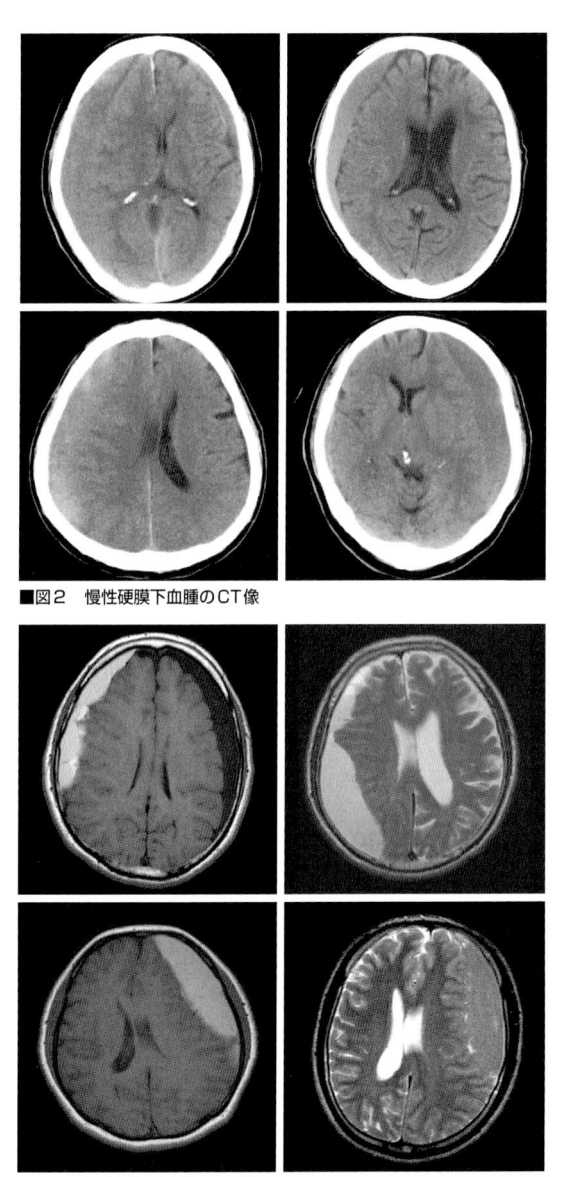

■図3 慢性硬膜下血腫のMRI像

頭部外傷

慢性硬膜下血腫（CSDH）

看護のポイント

観察事項	観察のポイント
● 意識レベル ● 頭蓋内圧亢進症状 　● 頭痛，悪心・嘔吐 ● バイタルサイン 　● 呼吸不整，血圧など ● 瞳孔異常 　● 不同，対光反射 ● 片麻痺 ● 痙攣発作 ● 精神症状 　● 性格変化，無気力，怠惰，記銘力低下，見当識障害	● 1〜3か月前に転倒，頭部外傷の既往がある，多飲酒など日常生活状況の聴取 ● 意識レベル低下，四肢麻痺が悪化する可能性があるため，脳神経症状，バイタルサインの観察は重要
● 手術後の全身管理，ドレーンの管理	● 術後不穏になる場合もあり，特にドレーン挿入中は頻回に観察 ● 高齢者の慢性硬膜下血腫の主症状は認知症である

注意	● 入院と同時に手術になることが多く，患者や家族の動揺・不安に対応しながらスムーズに手術の準備を行う． ● 術後，不穏（せん妄や興奮）などで安静が守れない場合，環境を整え，転倒に注意するとともに，ドレーンの自己抜去防止に努めていく．

考えられること	対応
● 頭蓋内圧亢進症状，意識レベルの低下，四肢麻痺の出現や悪化は血腫の増大による	● 経時的に脳神経症状，バイタルサインの観察 ● 麻痺の出現，悪化する前に手術ができるよう，異常の早期発見，手術の準備を進める ● 血圧管理，頭痛など症状の緩和 ● 入院と同時に手術になることが多いため，患者や家族の動揺，不安などの精神的な配慮を行う
● 不穏などにより，付属物を自己抜去する恐れがある ● 高齢者は脳萎縮があるため，頭蓋内圧亢進症状が出現しにくい	● 不穏に対しては，医師の指示を確認しておく ● 手術⇒穿頭術（p.80，血腫除去手術後，ドレーン排液異常〈p.50〉の項参照） ● 手術後は症状が改善していることが多く，すぐ日常生活に戻るが，ドレーンが1～2日挿入されているため，管理が重要 ● 再出血防止と予防のため，転倒に気をつけること，日常生活の改善（飲酒を控えるなど）を，家族を含めて指導する

頭部外傷

認知症

病態
- 日常生活において問題のなかった脳機能が持続的に機能障害を生じ,そのために患者の日常的,社会的生活,対人関係が障害される状態.

症状
- 記憶障害や失語,失行,失認などの高次機能障害.感情,行動の異常や幻覚,幻聴など.

検査・診断
- 主な検査の流れは図1を参照.
- **頭部MRI**:脳梗塞,アルツハイマー病,ハンチントン舞踏病,正常圧水頭症など.
- **脳波**:クロイツフェルト・ヤコブ病や肝性脳症,一酸化炭素中毒など.
- **採血**:甲状腺疾患に伴う認知症やビタミン不足に伴う認知症など.
- **髄液検査**:髄膜炎や亜急性硬化性全脳炎など.

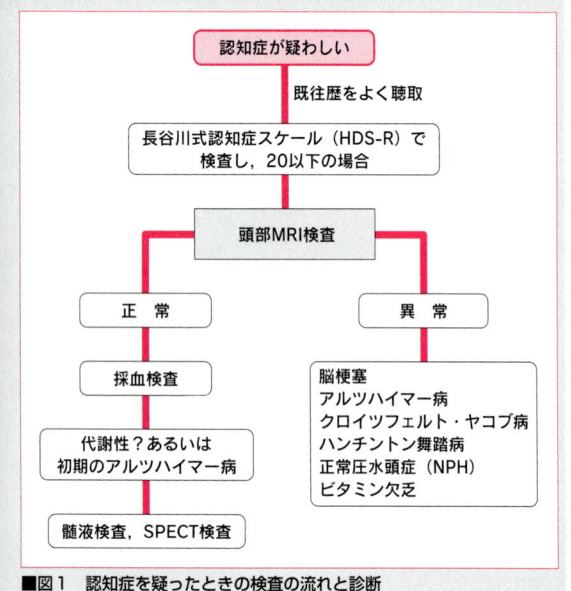

```
認知症が疑わしい
    ↓ 既往歴をよく聴取
長谷川式認知症スケール(HDS-R)で
検査し,20以下の場合
    ↓
頭部MRI検査
  ├─ 正常
  │    ↓
  │   採血検査
  │    ↓
  │   代謝性?あるいは
  │   初期のアルツハイマー病
  │    ↓
  │   髄液検査,SPECT検査
  │
  └─ 異常
       脳梗塞
       アルツハイマー病
       クロイツフェルト・ヤコブ病
       ハンチントン舞踏病
       正常圧水頭症(NPH)
       ビタミン欠乏
```

■図1 認知症を疑ったときの検査の流れと診断

治療
- 原因によって治療法が異なり，治療で改善するものとしないものがある．
- **改善する可能性が高い疾患**：代謝に起因する疾患や正常圧水頭症など．
- **改善する可能性が低い疾患**：変性疾患（アルツハイマー病）や脳血管障害に伴う脳梗塞．

合併症
- 合併症ではないが，不穏や暴力行為などに注意．
- 患者自身の転倒，抜針はもとより，周りの患者，自分自身のことも考慮し，家族，チームでの対策を練っておく．

薬剤
- 代表としてアルツハイマー病治療薬，塩酸ドネペジル（アリセプト®）．喘息や不整脈をもつ患者への使用に注意し，服薬アドヒアランスにも配慮する．安定剤も多く使われ，傾眠傾向や転倒にも注意．

> **MEMO**
> ### 認知症患者の不穏，暴力行為
>
> 　認知症の症状で対応に困るのは不穏，暴力行為である．患者の転倒や抜針を防ぐのは当然のことながら，他の患者や自分のことも考えなければならない．現在の情報社会では家族への対応も厳しく，ただ抑制すればよいというものでもないため，対応としては以下のようにするのが望ましいと考える．
> ①主治医をコールし，現状を話す．
> ②家族にそばにいてもらう．
> ③不穏になりそうな患者には抑制する可能性を前もって家族に話し，主治医にも報告して，安定剤などの処方を考慮してもらう．
> ④暴力行為などが起きてしまった場合には，病院の守衛や男性医師に応援を頼み，おさまらない場合は主治医あるいは病院の責任者に連絡したのち，警察を呼ぶ．
> ⑤術後など，抜去されては困る管などがある場合は前もって抑制しておく．

これはダメ！ 認知症がある患者さんの前で，ふざけたり，必要もなく笑ったりするのはやめよう！

● 認知症

● 看護のポイント

観察事項	観察のポイント
● 記憶障害 ● 高次機能障害 　● 失語,失行,失認,遂行障害 ● 意欲,感情,思考,行動の異常（徘徊など） ● 幻覚,幻聴	● 身体,行動,精神面の観察 ● 記憶障害や失行など,出現している症状により,日常生活活動がどの程度障害されているか ● 適切な意思疎通が難しいため,疾病の存在や障害の有無など,早期に家族から情報を得る（既往疾患,職業歴,生活習慣,日常生活活動の程度,家族背景,趣味など）
● 家族の身体,精神状態	● 家族の介護状況 ● 社会資源の活用状況など

> **注意**
> - 趣味を生かすなど,脳に刺激を与えて認知症の進行を防ぐ.
> - 長期的な介護を要するため,医療ソーシャルワーカーと連携を取り,社会資源をうまく活用して介護者の負担軽減に努める.
> - 不穏・暴力行為に対しては,p.191のMEMOを参照.

考えられること	対応
● 認知症は,原因または進行の段階により,症状の種類や程度が異なる ● 症状が進むと栄養や清潔,健康に対し無関心になる ● 記憶障害や失行への非難や訂正,説得はさらなる混乱を招く ● 比較的昔の記憶は保たれている	● 生活習慣など情報を得る ● 症状,日常生活活動の把握 ● 食事,清潔,更衣,排泄行為など,自立できない部分の援助を行い,自分でできることは声かけしながら見守る ● 忘れたこと,間違いを否定せず,ありのままを受け止める.自尊心を傷つけないよう,理解する姿勢でかかわる ● 生活歴や趣味を手がかりに話を合わせ,安心感を与える ● 徘徊,妄想,精神症状に対して,環境を整え危険を防止し,常に目が届くように配慮する ● 症状を促進する二次的要因を取り除き,認知症以外の疾病,合併症を起こさないように注意する ● 自傷他害の恐れのある物品(刃物)などは預かる
● 家族や介護者は身体的,精神的に疲労困憊することが多い	● 家族の不安,疲労,ストレスに対し精神的ケア,社会資源の紹介など,調整的な役割を担う

認知症

●よく用いられる略語・英語

略語	英語	日本語
A ACA	anterior cerebral artery	前大脳動脈
Acom	anterior communicating artery	前交通動脈
ACTH	adrenocorticotropic hormone	副腎皮質刺激ホルモン
ADH	anti-diuretic hormone	抗利尿ホルモン
ADL	activities of daily living, activity of daily life	日常生活動作
AEDH	acute epidural hematoma	急性硬膜外血腫
AICA	anterior inferior cerebellar artery	前下小脳動脈
ALS	amyotrophic lateral sclerosis	筋萎縮性側索硬化症
AN	aneurysm	動脈瘤
AO	aorta	大動脈
APO	apoplexy	脳卒中
ARAS	ascending reticular activating system	上行性網様体賦活系
ASDH	acute subdural hematoma	急性硬膜下血腫
AT	acoustic tumor	聴神経腫瘍
AVF	arteriovenous fistula	動静脈瘻
AVM	arteriovenous malformation	動静脈奇形
	abducens nerve	外転神経
	accessory nerve	副神経
	agnosia	失認（症）
	agraphia	失書（症）
	amnesia	健忘（症）
	anisocoria	瞳孔不同
	anticoagulant therapy	抗凝固療法
	aphagia	嚥下不能
	aphasia	失語（症）
	apraxia	失行（症）
	aqueduct of Sylvius	シルビウス中脳水道
	arachnoid villus (granulation)	くも膜顆粒
	astrocytoma	星状細胞腫
	ataxia	運動失調（症）
	atrophy	萎縮
	autokinesia	随意運動
	autonomic disorder	自律神経障害
	autonomic nerve	自律神経
B BA	basilar artery	脳底動脈
BBB	blood-brain barrier	血液脳関門
BP	blood pressure	血圧
BT	brain tumor	脳腫瘍
	balance disorder	平衡障害

略語	英語	日本語
	basal ganglion	大脳基底核
	bitemporal hemianopsia	両耳側半盲
	blepharoptosis	眼瞼下垂
	blind headache	片頭痛
	bradycardia	徐脈
	brain (cerebral) abscess	脳膿瘍
	brain (cerebral) concussion	脳震盪
	brain (cerebral) contusion	脳挫傷
	brain (cerebral) edema	脳浮腫
	brain (cerebral) herniation	脳ヘルニア
	brain-stem	脳幹
	Brudzinski sign	ブルジンスキー徴候
C		
C	cervical (spine)	頸椎
CA	cerebral apoplexy	脳卒中
CAG	carotid angiography	頸動脈撮影
CAS	carotid artery stenting	頸動脈ステント留置術
CBF	cerebral blood flow	脳血流
CCA	common carotid artery	総頸動脈
CCF	carotid cavernous fistula	頸動脈海綿静脈瘻
CEA	carotid endarterectomy	頸動脈内膜剥離術
CI	cerebral infarction	脳梗塞
CP angle	cerebellopontine angle	小脳橋角部
CPR	cardio-pulmonary resuscitation	心肺蘇生法
CSDH	chronic subdural hematoma	慢性硬膜下血腫
CSF	cerebrospinal fluid	脳脊椎液
CT	computed tomography	コンピュータ断層撮影
CVA	cerebral vascular(cerebrovascular, cerebral vessel) accident	脳血管障害
CVD	cerebral vascular(cerebrovascular, cerebral vessel) disease	脳血管疾患
	caudal vertebra, coccygeal spine	尾椎
	cavernous sinus	海綿静脈洞
	central fissure (groove)	中心溝
	central nerve	中枢神経
	central neurocytoma	中枢性神経細胞腫
	cerebellum	小脳
	cerebral arteriosclerosis	脳動脈硬化症
	cerebral atrophy	大脳萎縮
	cerebral cortex	大脳皮質
	cerebral decompression	減圧開頭術
	cerebral embolism	脳塞栓症
	cerebral hemisphere	大脳半球
	cerebral limbic system	大脳辺縁系

略語	英語	日本語
	cerebral softening	脳軟化症
	cerebral thrombosis	脳血栓症
	cerebral vasospasm	脳血管攣縮
	cerebral ventricle	脳室
	cerebrum	大脳
	chiasma	視交叉
	chordoma	脊索腫
	cistern	脳槽
	cluster headache	群発頭痛
	cochlear nerve	蝸牛神経
	coma	昏睡
	confluence of sinus	静脈洞交会
	confusion	錯乱
	consciousness	意識
	constipation	便秘
	contracture	拘縮
	contusion	挫傷
	convulsion	痙攣
	craniopharyngioma	頭蓋咽頭腫
	craniotomy	開頭術
	craniotrypesis	穿頭術,開頭術
	CSF (cerebrospinal fluid) examination	髄液検査
D DBS	deep brain stimulation	深部脳刺激療法
DI	diabetes insipidus	尿崩症
DIC	disseminated intravascular coagulation syndrome	汎発性血管内凝固症候群
DIND	delayed ischemic neurological deficit	遅発性虚血性神経脱落症状
DM	diabetes mellitus	糖尿病
DSA	digital subtraction angiography	デジタル血管撮影
	decerebrated rigidity	除脳硬直
	decorticated rigidity	除皮質硬直
	deep sensation	深部感覚
	delirium	せん妄
	dementia	認知症(痴呆)
	deviation	斜視,偏視,偏位
	diencephalon	間脳
	diplopia	複視
	disorientation	見当識障害
	disturbed consciousness	意識障害
	dizziness	めまい
	dominant hemisphere	優位半球

略語	英語	日本語
	drowsy	傾眠
	dura mater	硬膜
	dysarthria	構音障害
	dysmnesia	記憶障害
	dysphagia	嚥下困難
	dysphonia	発声障害
	dyspnea	呼吸困難
E ECA	external carotid artery	外頸動脈
ECG	electrocardiogram	心電図
EDH	epidural hematoma	硬膜外血腫
EEG	electroencephalography	脳波
EOM	external ocular movement	外眼筋運動
EPI	epilepsy	てんかん
	encephalitis	脳炎
	endocrine system	内分泌系
	ependymoma	上衣腫
	epidermoid tumor	類上皮腫
	exophthalmos	眼球突出
	extrapyramidal tract	錐体外路
F FA	femoral artery	大腿動脈
	facial nerve	顔面神経
	facial palsy	顔面（神経）麻痺
	facial spasm	顔面痙攣
	fissure of Sylvius	シルビウス裂
	fourth ventricle	第四脳室
	fracture	骨折
	frontal lobe	前頭葉
G GCS	Glasgow coma scale	グラスゴー・コーマ・スケール
GH	growth hormone	成長ホルモン
GI bleeding	gastrointestinal bleeding	消化管出血
	gait disturbance	歩行障害
	germ cell tumor	胚細胞腫瘍
	germinoma	ジャーミノーマ(胚腫)
	glioblastoma	神経膠芽腫
	glioma	グリオーマ，神経膠腫
	glossopharyngeal nerve	舌咽神経
	gray mater	灰白質
	great cerebral vein	大大脳静脈
H HDA	high density area	高吸収域
HI	head injury	頭部外傷
HICH	hypertensive intracerebral hemorrhage	高血圧性脳内出血

略語	英語	日本語
	hearing impairment	聴力減退
	hemangioblastoma	血管芽腫
	hematoma	血腫
	hemianopsia	半盲
	hemiplegia	片麻痺
	hemorrhage	出血
	hoarseness	嗄声
	homonymous hemianopsia	同名半盲
	hydrocephalus	水頭症
	hypertension	高血圧（症）
	hypertensive encephalopathy	高血圧性脳症
	hypoglossal nerve	舌下神経
	hypothermic therapy	低体温療法
I IA	intracranial aneurysm	脳（頭蓋内）動脈瘤
ICA	internal carotid artery	内頸動脈
ICH	intracerebral hemorrhage (hematoma)	脳内出血
ICP	intracranial pressure	頭蓋内圧
ICPC	internal carotid artery-posterior communicating artery	内頸動脈—後交通動脈分岐部
IH	intracranial (intracerebral) hematoma	脳内血腫
IICP	increased intracranial pressure	頭蓋内圧亢進
ITT	insulin tolerance test	インスリン負荷テスト
IVH	intraventricular hemorrhage	脳室内出血
	incontinence	失禁
	infection of the meninges	髄膜感染症
	intracranial infection	頭蓋内感染（症）
	intracranial neoplasm	頭蓋内腫瘍
	involuntary movement (motion)	不随意運動
J JCS	Japan coma scale	ジャパン・コーマ・スケール
K	Kernig sign	ケルニッヒ徴候
L L	lumbar (spine)	腰椎
LDA	low density area	低吸収域
LHRH	luteinizing hormone releasing hormone	黄体形成ホルモン放出ホルモン
LP	lumbar puncture	腰椎穿刺
	lateral ventricle	側脳室
	lethargy	嗜眠
	light reflex	対光反射
	limbic cortex	大脳辺縁系
	liquorrhea	髄液漏
M MCA	middle cerebral artery	中大脳動脈

略語	英語	日本語
MCH	muscle-contraction headache	筋緊張性頭痛
MMSE	mini-mental state examination	ミニメンタルステート法
MMT	manual muscle test	徒手筋力検査
MRA	magnetic resonance angiography	磁気共鳴血管撮影
MRI	magnetic resonance imaging	磁気共鳴画像
MS	multiple sclerosis	多発性硬化症
	malignant lymphoma	悪性リンパ腫
	medulla oblongata	延髄
	medulloblastoma	髄芽腫
	meningeal irritation sign	髄膜刺激症状
	meningioma	髄膜腫
	meningism	髄膜症
	meningitis	髄膜炎
	metastatic brain tumor	転移性脳腫瘍
	midbrain	中脳
	migraine	片頭痛
	migrainous neuralgia	群発頭痛
	miosis	縮瞳
	misswallowing	誤嚥
	motor center	運動中枢
	motor palsy (paralysis)	運動麻痺
	mydriasis	散瞳
N NOAC	novel oral anticoagulants	新規経口抗凝固薬
NPH	normal pressure hydrocephalus	正常圧水頭症
	neck stiffness	項部硬直
	neurinoma	神経鞘腫
	nuchal rigidity	項部硬直
	numbness	しびれ感
	nystagmus	眼振
O OA	occipital artery	後頭動脈
OPLL	ossification of posterior longitudinal ligament	後縦靭帯骨化症
	occipital lobe	後頭葉
	ocular movement	眼球運動
	oculomotor nerve	動眼神経
	olfactory nerve	嗅神経
	oligodendroglioma	乏突起膠細胞腫
	optic atrophy	視神経萎縮
	optic nerve	視神経
	otorrhea	耳漏
P PCA	posterior cerebral artery	後大脳動脈
Pcom	posterior communicating artery	後交通動脈
PD	Parkinson disease	パーキンソン病

略語	英語	日本語
PICA	posterior inferior cerebellar artery	後下小脳動脈
PNET	primitive neuroectodermal tumor	未分化神経外胚葉性腫瘍
PSP	progressive supranuclear palsy	進行性核上性麻痺
PVL	periventricular lucency	脳室周囲低吸収域
	palpebral conjunctiva	眼瞼結膜
	palsy	麻痺
	papilledema	うっ血乳頭
	paralysis	麻痺
	parasympathetic nerve	副交感神経
	paresthesia	知覚異常
	parietal lobe	頭頂葉
	parkinsonism	パーキンソン症候群
	peridural space	硬膜外腔
	periorbital ecchymosis	眼窩周囲斑状出血
	photophobia	羞明
	pituitary adenoma	下垂体腺腫
	pituitary gland	脳下垂体
	pneumonia	肺炎
	polydipsia	多飲
	pons	橋
	ptosis	眼瞼下垂
	pupil	瞳孔
	pyramidal tract	錐体路
Q	Queckenstedt test	クエッケンシュテットテスト
R		
REZ	root entry zone	三叉神経根部
RF	reticular formation	網様体
RIND	reversible ischemic neurological deficits	可逆性虚血性神経症状
	reflect (reflex) arc	反射弓
	respiratory center	呼吸中枢
	restlessness	不穏
	retrograde amnesia	逆向性健忘症
	revascularization	血行再建術
	rhinorrhea	鼻漏
S		
S	sacral (spine)	仙椎
SAH	subarachnoid hemorrhage	くも膜下出血
SAS	subarachnoid space	くも膜下腔
SDH	subdural hematoma	硬膜下出血
SIADH	syndrome of inappropriate secretion of ADH	抗利尿ホルモン不適合分泌症候群
SN	substantia nigra	黒質

略語	英語	日本語
SPMA	spinal progressive muscular atrophy	脊髄性進行性筋萎縮症
SS	sigmoid sinus	S状静脈洞
SSP	spastic spinal paralysis	痙性脊髄麻痺
SSPE	subacute sclerosing panencephalitis	亜急性硬化性全脳炎
SSS	superior sagittal sinus	上矢状洞
STA	superficial temporal artery	浅側頭動脈
	scalp	頭皮
	scar	瘢痕
	schwannoma	神経鞘腫
	sensory aphasia	感覚性失語症
	skull	頭蓋
	snoring (snore)	いびき
	spasm	攣縮
	spinal cord	脊髄
	spinal drainage	(脊)髄液ドレナージ
	spine	脊椎，脊柱
	stridor	喘鳴
	subgaleal hematoma	帽状腱膜下血腫
	superficial sensation	表在感覚
	superficial temporal artery-middle cerebral artery anastomosis	浅側頭動脈—中大脳動脈吻合術
	sylvian fissure	シルビウス裂
	sympathetic nerve	交感神経
	syncope	失神
T T(Th)	thoracic (spine)	胸椎
TIA	transient ischemic attack	一過性脳虚血発作
t-PA	tissue plasminogen activator	組織性プラスミノーゲン活性化因子
TRH	thyrotropin releasing hormone	甲状腺刺激ホルモン分泌ホルモン
TSH	thyroid stimulating hormone	甲状腺刺激ホルモン
	telencephalon	終脳
	temporal lobe	側頭葉
	teratoma	奇形腫
	thalamus	視床
	thermal nociception	温痛覚
	third ventricle	第三脳室
	thrill	振戦
	thrombolytic therapy	血栓溶解療法
	tinnitus	耳鳴り
	tremor	振戦

略語	英語	日本語
	trigeminal nerve	三叉神経
	trigeminal neuralgia	三叉神経痛
	trochlear nerve	滑車神経
U	unconsciousness	意識消失
	unruptured cerebral aneurysm	未破裂脳動脈瘤
	urinary disturbance	排尿障害
V VA	vertebral artery	椎骨動脈
VAG	vertebral angiography	椎骨動脈撮影
VA shunt	ventriculo-atrial shunt	脳室心房短絡術
VP shunt	ventriculo-peritoneal shunt	脳室腹腔短絡術
	vagal nerve	迷走神経
	vagus	迷走神経
	ventricular drainage	脳室ドレナージ
	vermis	小脳虫部
	vertebra	椎骨
	vertigo	めまい
	vestibular nerve	前庭神経
	visual disturbance	視覚障害
	visual field defect	視野欠損
	vomiting	嘔吐
	vomiting reflex	嘔吐反射
	voluntary movement (motion)	随意運動
W	weakness of the limbs	四肢筋力低下
	white mater	白質

●エキスパート情報

■学習に役立つ脳神経・疾患に関するウェブページ

- **Neuroinfo Japan 脳神経外科疾患情報ページ**（日本脳神経外科学会・日本脳神経外科コングレス）
  http://square.umin.ac.jp/neuroinf/

- **脳血管3Dイラストのページ**（大塚製薬株式会社）
  http://www.otsuka.co.jp/medical/brain/index.htm

- **脳卒中情報**
  - **脳卒中治療ガイドライン2004**（日本脳卒中学会）
    http://www.jsts.gr.jp/jss08.html
  - **社団法人 脳卒中協会**
    http://www.jsa-web.org/
  - **循環器病情報サービス『脳卒中』**（国立循環器病センター）
    http://www.ncvc.go.jp/cvdinfo/Sick/sick1.html

- **癌情報**
  - **がん情報サイト**（先端医療振興財団）
    http://cancerinfo.tri-kobe.org/
  - **がん情報サービス**（国立がんセンターがん対策情報センター）
    http://ganjoho.ncc.go.jp/

■資格に関するウェブページ

- **呼吸療法認定士**（医療機器センター）
  http://www.jaame.or.jp/koushuu/kokyu/k_index.html

- **BLS・ACLS**（日本ACLS協会）
  http://www.acls.jp/

- **認定看護師**（日本看護協会）
  「重症集中ケア」「摂食・嚥下障害看護」「感染管理」など
  http://www.nurse.or.jp/nursing/qualification/index.html

（2007年1月現在）

索　引

■あ
アクチバシン®	108
アスピリン	106, 123
アセタゾラミド	104
アタラックス-P®	112, 115
アデホスコーワ®	147
アリセプト®	190
アルガトロバン	123
アルテプラーゼ	108, 123
アレビアチン®	111, 115, 163, 170, 183
アンギオグラフィー	70
意識レベル	22
イソゾール®	178, 183
イソバイド®	151
イホスファミド	104
イホマイド®	104
イミグラン®	29, 110, 114
インターベンショナル・ラジオグラフィー	70
うっ血乳頭	118
ウロキナーゼ	87, 96, 130
運動線維	12
エクセグラン®	111, 170
エダラボン	123
エチゾラム	112
エトポシド	104
エフピー®	175
エリル®	130
エルゴタミン製剤	29
塩酸アマンタジン	113, 175
塩酸チクロピジン	107, 123
塩酸ドネペジル	190
塩酸パロキセチン水和物	112
塩酸ヒドロキシジン	112
塩酸ファスジル水和物	130
塩酸プロカルバジン	103
塩酸ブロモクリプチン	175
悪心・嘔吐	30
オンコビン	103

■か
外頸動脈	8
外転神経	17
開頭血腫除去術	82
開頭術	81
開頭腫瘍摘出術	83
開頭脳動脈瘤クリッピング	86
灰白質	12
化学療法	102
過還流症候群	95
下垂体腺腫	142
滑車神経	17
カバサール®	143, 175
カフェルゴット®	29
カベルゴリン	143, 175
カルバマゼピン	110, 163, 170
カルビドパ配合剤	113
カルボプラチン	104
眼球偏位	58
ガンマナイフ	99, 151, 162
顔面痙攣	166
顔面痙攣手術	90
顔面神経	17
基底核	3
嗅神経	16
急性硬膜外血腫	178
急性硬膜下血腫	182
起立性低血圧	43
緊張性頭痛	27
クェッケンシュテットテスト	74
くも膜下出血	52, 130
グラスゴー・コーマ・スケール	24
グリオーマ	134
グリセオール®	106, 114, 119, 151, 159, 178, 183, 186
クロナゼパム	167
クロバザム	111
経蝶形骨洞手術	143
頸動脈内膜剥離術	89
痙攣	39
血圧上昇／低下	42

血管撮影検査	70
血行再建術	88
血栓溶解療法	96
ケルニッヒ徴候	156
減圧開頭術	84
コイル塞栓術	93
膠芽腫	135
後下小脳動脈	8
抗凝固薬	107, 114
抗痙攣薬	110, 115
抗血小板薬	106
後交通動脈	8
抗精神病薬	115
向精神薬	112
後大脳動脈	8
抗てんかん薬	110, 115
後頭葉	3
抗不安薬	112, 115
項部硬直	157
硬膜外ドレーン	52, 87
抗利尿ホルモン	47
呼吸異常	36
黒質	174
コンパートメント症候群	64

■さ

サイバーナイフ	151
催眠鎮静薬	112, 115
酢酸オクトレオチド	109
酢酸トコフェロール	147
三叉神経	17
三叉神経痛	162
三叉神経痛手術	90
散瞳	35
サンドスタチン®	109, 143
ジアゼパム	112, 171
識別覚	12
視交叉	17
視神経	17
シスプラチン	104
ジヒデルゴット®	29
ジャパン・コーマ・スケール	24
縮瞳	35
シュワン細胞	146

上行性網様体賦活系	4, 24
上小脳動脈	8
小脳	5
静脈	10
シロスタゾール	107
神経膠腫	134
真性尿崩症	47
浸透圧利尿薬	106, 114
深部感覚	12
深部静脈血栓症	124
シンメトレル®	113, 175
髄液	6, 52, 74
髄液検査	74
髄液ドレナージ	85
水頭症	7, 130
髄膜炎	52, 154
髄膜刺激症状	130
髄膜腫	138
水溶性ハイドロコートン®	109
頭痛	27
ステント拡張術	93
スマトリプタン	110
星細胞腫	135
脊髄	11
舌咽神経	18
舌下神経	19
セルシン®	112, 115, 171
セレギリン	175
前角穿刺	85
前下小脳動脈	8
前交通動脈	8
浅側頭動脈―中大脳動脈吻合術	88
前大脳動脈	8
穿頭術	80
前頭葉	2
造影剤アレルギー	60
総頸動脈	8
ゾーミッグ®	110, 114
塞栓溶解術	96
側頭葉	2
側脳室	6
組織プラスミノゲンアクチベータ	123

ゾニサミド	111, 170	尿量の増減	46
ゾルミトリプタン	110	認知症	190
		ネオドパストン®	113

■た

ダイアモックス®	104	熱性痙攣	40
大脳	2	ネンブタール®	178, 183
タップテスト	74	脳幹	3
知覚線維	12	脳灌流画像	68
中枢神経	2	脳機能 MRI	68
中大脳動脈	8	脳血管攣縮	130
聴神経	18	脳梗塞	122
聴神経腫瘍	146	脳挫傷	182
椎間板	11	脳室ドレーン	52, 87
椎骨	11	脳室ドレナージ	85
椎骨動脈	8	脳出血	126
定位放射線治療	99	脳脊髄液	6
低血糖発作	40	脳槽 CT	62
低髄圧性頭痛	74	脳槽灌流法	87
低体温療法	119	脳槽ドレーン	52, 87
デキサメタゾン	151	脳底動脈	8, 122
テグレトール®	110, 163, 170	脳動静脈奇形	130
デスモプレシン	145	脳動脈瘤	130
デパケン	110, 115	脳膿瘍	158
デパス®	112	脳ヘルニア	118
テモゾロマイド	135		
テモダール®	105		

■は

転移性脳腫瘍	150	パーキンソン病	174
てんかん	40, 170	パーキンソン病治療薬	113, 115
頭蓋咽頭腫	143	パーロデル®	109, 113, 143, 175
頭蓋内圧亢進	118	バイアスピリン®	106, 114
動眼神経	17	バイパス術	88
瞳孔異常	58	パキシル®	112
瞳孔不同	34	白質	12
頭頂葉	2	バソプレシン	145
糖尿病	47	パナルジン®	107, 114
ドパミン	174	パラプラチン®	104
ドライタップ	74	バルビツレート (昏睡) 療法	119, 179, 183
トリプタン製剤	29, 114	バルプロ酸ナトリウム	110, 170
ドレーン排液異常	50	微小血管減圧術	162
		ピトレシン®	145

■な

内頸動脈	8, 122	ヒドロコルチゾン	109
内耳神経	18	フェニトイン	111, 163, 170, 183
ニドラン®	103	フェノバール®	111, 170
		フェノバルビタール	111, 170

副神経 …………………… 19
副腎皮質ステロイド ……… 114
ブラウンセカール症候群 …… 12
プラビックス® …………… 107
ブリプラチン …………… 104
ブルジンスキー徴候 ……… 157
プレタール® …………… 107
プレドニゾロン……… 109, 151
プレドニン® ……… 109, 114
プロカルバジン …………… 135
プロトンポンプ阻害薬… 178, 183
分水嶺 …………………… 8
ペルジピン® …………… 127
ヘルベッサー® …………… 127
ペルマックス® …………… 175
片頭痛 …………………… 27
片頭痛薬 …………………… 110
放射線治療 ……………… 99
乏突起神経膠腫 …………… 135
ボツリヌス治療 …………… 167
ボトックス® …………… 167
ホリゾン® …………… 112
ホリナートカルシウム …… 104

ま
マーチ …………………… 40
マイスタン® …………… 111
慢性硬膜下血腫 …………… 186
マンニットール® …… 106, 114
マンニトール試験 ………… 49
ミエロCT ……………… 60, 62
ミリスロール® …………… 127
ミルキング ……………… 54
迷走神経 ………………… 19
メイロン® …………… 104
メコバラミン …………… 147
メシル酸ブロモクリプチン
 ……………… 109, 113, 143
メシル酸ペルゴリド ……… 175
メソトレキセート® ……… 103
メチコバール® …………… 147
メラニン色素 …………… 174
毛様細胞性星細胞腫 ……… 135
もやもや病 …………… 71, 130

や
薬物療法 ………………… 106
ユベラ® …………… 147
腰椎穿刺 ……………… 7, 77

ら
ラステット® …………… 104
ラボナール® ……… 178, 183
ランダ® …………… 104
リボトリール® …………… 167
硫酸クロピドグレル ……… 107
ロイコボリン® …………… 104

わ
ワーファリン® ……… 108, 114
ワルファリンカリウム …… 108
ワレンベルグ症候群 ………… 8

欧文
ACNU …………………… 103
ADH …………………… 47
AEDH …………………… 178
ASDH …………………… 182
CARB-VP療法 …………… 104
CDDP …………………… 104
CSDH …………………… 186
CTA …………………… 60, 61
CT検査 …………………… 60
DSA …………………… 70
D-マンニトール …… 106, 119, 178, 183, 186
fMRI …………………… 68
H_2ブロッカー ……… 178, 183
ICE療法 ………………… 104
IFM …………………… 104
L-ドパ …………………… 175
MRA …………………… 65, 67
MRI検査 ………………… 65
MTX …………………… 103
PAV療法 ………………… 103
TMZ …………………… 105
t-PA ………………… 96, 108, 123
VCR …………………… 103
VP-16 …………………… 104

脳神経看護ポケットナビ

2007年2月15日	初版第1刷発行	2009年10月10日	初版第11刷発行
2007年4月5日	初版第2刷発行	2012年2月10日	初版第12刷発行
2007年4月20日	初版第3刷発行	2014年6月30日	初版第13刷発行
2007年6月5日	初版第4刷発行		
2007年7月10日	初版第5刷発行		
2008年1月15日	初版第6刷発行		
2008年2月25日	初版第7刷発行		
2008年6月2日	初版第8刷発行		
2008年7月1日	初版第9刷発行		
2009年3月10日	初版第10刷発行		

監　修　落合慈之（おちあいちかゆき）　坂本すが（さかもと）
発行者　平田　直
発行所　株式会社 中山書店
　　　　〒113-8666　東京都文京区白山1-25-14
　　　　電話　03-3813-1100（代表）
　　　　振替　00130-5-196565
DTP　　有限会社レディバード
印刷・製本　図書印刷株式会社

Published by Nakayama Shoten Co.,Ltd. Printed in Japan
ISBN 978-4-521-60341-4

・本書の複製権・上映権・譲渡権・公衆送信権（送信可能化権を含む）は株式会社中山書店が保有します．

・ JCOPY ＜（社）出版者著作権管理機構 委託出版物＞
本書の無断複写は著作権法上での例外を除き禁じられています．複写される場合は，そのつど事前に，（社）出版者著作権管理機構（電話03-3513-6969，FAX 03-3513-6979，e-mail：info@jcopy.or.jp）の許諾を得てください．

・本書をスキャン・デジタルデータ化するなどの複製を無許諾で行う行為は，著作権法上での限られた例外（「私的使用のための複製」など）を除き著作権法違反となります．なお，大学・病院・企業などにおいて，内部的に業務上使用する目的で上記の行為を行うことは，私的使用には該当せず違法です．また私的使用のためであっても，代行業者等の第三者に依頼して使用する本人以外の者が上記の行為を行うことは違法です．